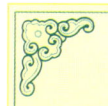

国医绝学百日通

按摩取穴定位速查

李玉波　翟志光　袁香桃◎主编

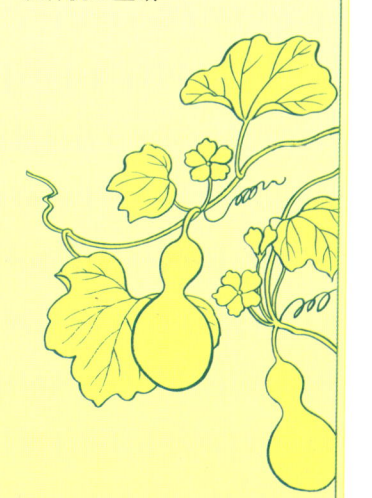

中国科学技术出版社
·北京·

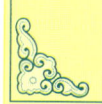

图书在版编目（CIP）数据

按摩取穴定位速查 / 李玉波, 翟志光, 袁香桃主编. —— 北京：中国科学技术出版社, 2025.2
（国医绝学百日通）
ISBN 978-7-5236-0766-4

Ⅰ.①按… Ⅱ.①李…②翟…③袁… Ⅲ.①循经取穴—穴位按压疗法 Ⅳ.①R245.9

中国国家版本馆CIP数据核字（2024）第098685号

策划编辑	符晓静　李洁　卢紫晔
责任编辑	曹小雅　王晓平
封面设计	博悦文化
正文设计	博悦文化
责任校对	邓雪梅
责任印制	李晓霖

出　　版	中国科学技术出版社
发　　行	中国科学技术出版社有限公司
地　　址	北京市海淀区中关村南大街 16 号
邮　　编	100081
发行电话	010-62173865
传　　真	010-62173081
网　　址	http://www.cspbooks.com.cn

开　　本	787毫米×1092毫米　1/32
字　　数	4100千字
印　　张	123
版　　次	2025 年 2 月第 1 版
印　　次	2025 年 2 月第 1 次印刷
印　　刷	小森印刷（天津）有限公司
书　　号	ISBN 978-7-5236-0766-4 / R · 3282
定　　价	615.00元（全41册）

（凡购买本社图书，如有缺页、倒页、脱页者，本社发行中心负责调换）

目录

第一章 中医常用取穴方法详解

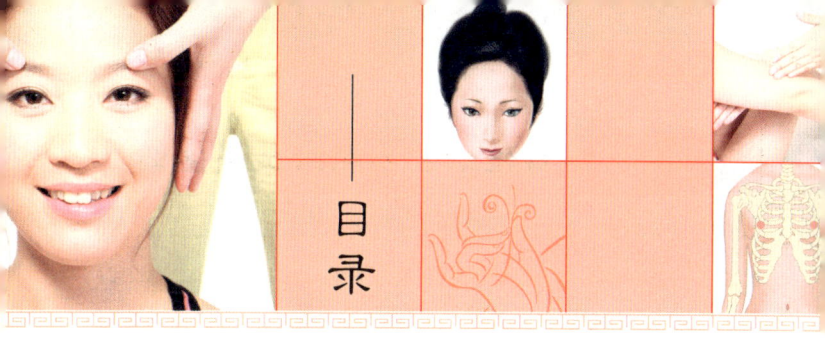

第一节　认识神奇的人体经络及穴位..................2
第二节　一学就会的简易取穴手法......................3
第三节　必须掌握的骨度分寸法..........................6

第二章 中医常用按摩手法大全

按法	10	搓法	12
抖法	10	叩法	12
推法	10	擦法	13
拿法	10	搙法	13
揉法	11	拨法	13
捏脊法	11	掐法	13
摇法	11	点法	14
啄法	11	理法	14
振法	12	弹法	14
拍捶法	12	摩法	14

1

第三章 全身经络及常用穴位全图解

第一节	手阳明大肠经及所属腧穴定位图谱	16
第二节	手太阳小肠经及所属腧穴定位图谱	21
第三节	手太阴肺经及所属腧穴定位图谱	25
第四节	手厥阴心包经及所属腧穴定位图谱	29
第五节	手少阴心经及所属腧穴定位图谱	33
第六节	手少阳三焦经及所属腧穴定位图谱	36
第七节	足厥阴肝经及所属腧穴定位图谱	41
第八节	足少阳胆经及所属腧穴定位图谱	45
第九节	足太阳膀胱经及所属腧穴定位图谱	53
第十节	足少阴肾经及所属腧穴定位图谱	64
第十一节	足太阴脾经及所属腧穴定位图谱	69
第十二节	足阳明胃经及所属腧穴定位图谱	74
第十三节	任脉及所属腧穴定位图谱	83
第十四节	督脉及所属腧穴定位图谱	88

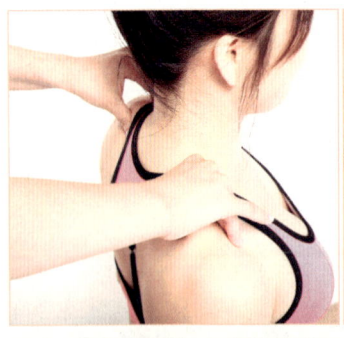

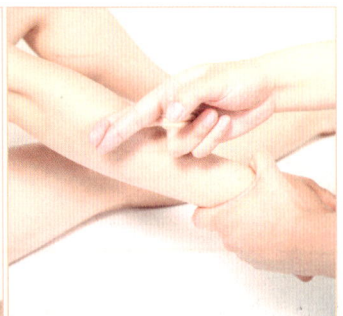

第一章 中医常用取穴方法详解

认识经络和穴位是人体按摩的基础，也是中医学的重要组成部分。在日常生活中，我们多了解一些中医常用取穴方法和人体骨节定位知识，对自己和家人的健康都有所裨益。

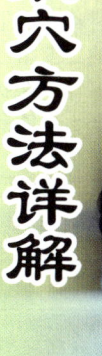

第一节 认识神奇的人体经络及穴位

何谓经络

中医认为，经络是运行气血、联系脏腑和体表及全身各部的通道，是人体功能的调控系统。"经"的本义是"织布机上的纵线"，引申有路径的意思，简单说就是经络系统中的主要路径，存在于机体内部，贯穿上下，沟通内外；"络"的本义是"网状的东西"，简单说就是经络系统中主路分出的辅路，存在于机体表面，纵横交错，遍布全身。《灵枢·脉度》中记载："经脉为里，支而横者为络，络之别者为孙。"可见脉按大小、深浅的差异可以分别称为经脉、络脉和孙脉。

了解穴位

中医将穴位称为腧穴，意思是人体脏腑经络之气输注于体表的特殊部位。"腧"有传输、输注的意思；"穴"是孔隙的意思，腧穴俗称穴位。人体的穴位既是疾病的反映点，也是中医进行按摩的部位。穴位分别归属于各个经脉，经脉又归属于一定的脏腑，所以说腧穴、经脉和脏腑之间存在着不可分割的联系。穴位之所以能起到治疗疾病的作用，是因为人体的穴位能反映病痛，感受刺激。当人体正值气虚时，邪气就会通过穴位由表入里，传入机体内部，出现疾病；而当对穴位加以刺激时，穴位又能将这种刺激传入人体内部，激发人体正气，以抵御疾病，调节阴阳，达到治愈疾病的目的。这也是通过穴位治疗各种疾病的基本原理。

第二节 一学就会的简易取穴手法

人体有361个经穴，另外有众多的经外奇穴。要想选好经穴，首先应了解穴位的特性和位置，掌握了穴位的正确位置，才能达到治疗的目的。

根据人体体表标志取穴

有些穴位是根据人体部位而定，我们可直接寻找到人体体表标志进而取穴。人体体表标志包括由骨节、肌肉所形成的突起、凹陷及毛发、指甲、乳头、肚脐等自然可见的部位。例如，印堂在两眉中间；鱼腰在头额部，眼睛正上方，眉毛中线处；膻中在两乳中间；大包在侧胸部，腋正中线上，第六肋间隙处；神阙在腹中部脐中央；大椎在俯首时第七颈椎棘突下；攒竹在眉头处；阳陵泉在腓骨小头前下方凹陷中；三阴交在足内踝尖上3寸，胫骨内侧缘后方；神阙在脐中，旁开2寸为天枢。

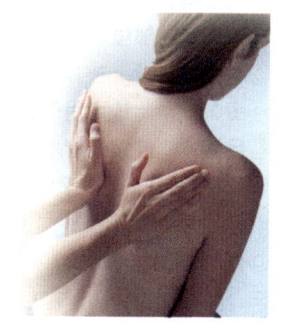

根据骨节突起的标志取穴，进行按摩

根据活动标志取穴

有些取穴标志在活动姿势下才会出现，指各部位的关节、肌肉、皮肤随着活动而出现的空隙、凹陷、皱纹、尖端等，根据这些标志我们也可以确定穴位的位置。如微张口，在耳屏与下颌关节之间的凹陷处取听宫；将拇指跷起，在拇长伸肌腱和拇短伸肌腱之间的凹陷处取阳溪；颌角前上方约一横指处，当咬肌隆起、按之凹陷处即为颊车；两臂自然下垂而立，股外侧中指尖到达处就是风市；手半握拳，以中指的指尖切压在掌心的第二横纹上取劳宫。

根据手指尺寸定位取穴

以被按摩者本人的手指作为标准度量取穴，称为"同身寸"，"同身寸"分为拇指同身寸、中指同身寸、目横寸、三指横寸、四指横寸。

◎**拇指同身寸** 被按摩者本人的拇指中节的宽度为1寸（图①），适用于四肢部位取穴。

◎**中指同身寸** 被按摩者本人的中指中节两侧横纹头的距离为1寸（图②），此法可用于腰背或四肢等部位取穴。

◎**目横寸** 被按摩者本人的目内眦角至目外眦角的距离为1寸。

◎**三指横寸** 被按摩者本人的中指、食指、无名指并起来，其中间宽度为2寸（图③）。

◎**四指横寸** 被按摩者本人的食指、中指、无名指、小指并起来，其中间宽度为3寸（图④），又称"一夫指"。

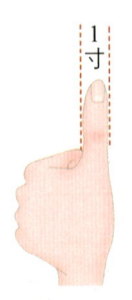

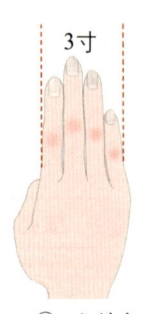

① 拇指横寸　② 中指同身寸　③ 三指横寸　④ 四指横寸

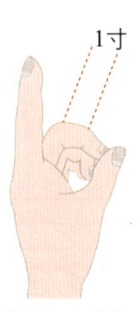

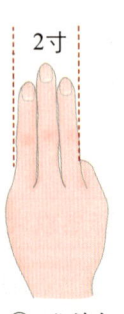

取穴注意事项

◎取穴后按压，如果被按摩者感觉局部酸、麻、胀、痛，并且疼痛得到缓解或疲劳得以消除，就证明找到了正确的穴位。

◎除了人体正中央的穴位，人体其他穴位都是左右各一个，但由于每个人的体形、体格并非完全一样，所以人与人的穴位也不是完全一样的。假设有人身体的左半部有病症，那么他身体左边的穴位在按压的刺激下会呈现反应，而此时，按压右边穴位是没有反应的。因此，我们说左右穴位不是完全对称的。

◎不要认为穴位只是一个很小的点，其实穴位是一个较小的区域范围。

国医小课堂

自我按摩时的常用姿势

自我按摩时要根据穴位所在部位的不同，采用相应方便、易行、简单的按摩姿势。如坐在椅子上、坐在床上、跪坐在地板上、仰卧平躺在床上等。一般头面部、颈部、胸腹部、上肢、下肢的穴位比较容易按摩，分别根据需要用双手手指指腹或指尖按摩即可。但是腰背部的穴位操作起来较难。下面介绍几种腰背部的按摩姿势。

◎取跪坐位，头颈尽量后仰，双手握拳，用拳头上突出的关节按压腰背部穴位。

◎取跪坐位，腰部挺直，双手叉腰，拇指在后，其余四指在前，用拇指指腹按揉腰背部穴位。

◎仰卧或坐在有椅背的椅子上，双手握拳，用拳头上突出的关节对准腰背部穴位，利用自身体重向下施压。

◎利用小道具按摩腰背部穴位，如浴刷、热水袋、按摩棒、梳子等。

第三节 必须掌握的骨度分寸法

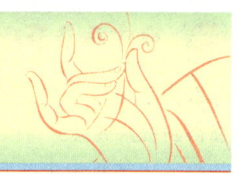

以人体的骨节作为标志测量全身各个部分的大小、长短，并依其尺寸折合成比例作为定穴的标准，被称为骨度分寸法。

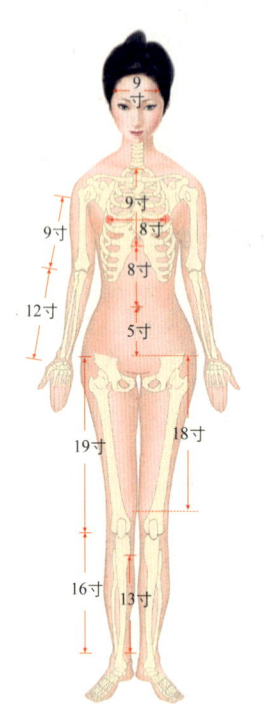

← 骨度分寸法（正面）

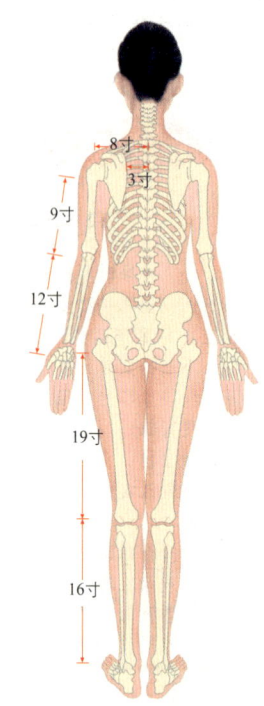

← 骨度分寸法（背面）

人体全身骨度分寸表

部位	起止点	折量寸	度量法	说明
头部	前发际到后发际	12寸	直	用于确定头部经穴的纵向距离
	前额两发角之间	9寸	横	用于确定头前部经穴的横向距离
	耳后两乳突之间	9寸	横	用于确定头后部经穴的横向距离
胸腹部	天突到歧骨（胸剑联合）	9寸	直	用于确定胸部任脉经穴的纵向距离
	歧骨到脐中	8寸	直	用于确定上腹部经穴的纵向距离
	脐中到横骨上廉（耻骨联合上缘）	5寸	直	用于确定下腹部经穴的纵向距离
	两乳头之间	8寸	横	用于确定胸腹部经穴的横向距离
腰背部	大椎以下至尾骶	21椎	直	用于确定背腰部经穴的纵向距离
身侧部	腋以下至季胁	12寸	直	用于确定身侧部经穴的纵向距离
	季胁以下至髀枢	9寸	直	
上肢部	腋前纹头（腋前皱襞）至肘横纹	9寸	直	用于确定臂部经穴的纵向距离
	肘横纹至腕横纹	12寸	直	用于确定前臂部经穴的纵向距离

续表

人体全身骨度分寸表

部位	起止点	折量寸	度量法	说明
下肢部	横骨上廉至内辅骨上廉	18寸	直	用于确定下肢内侧足三阴经经穴的纵向距离
	内辅骨下廉至内踝尖	13寸	直	
	髀枢到膝中	19寸	直	用于确定下肢外后侧足三阳经经穴的纵向距离（臀沟至腘横纹,相当于14寸）
	膝中到外踝尖	16寸	直	用于确定下肢外后侧足三阳经经穴的纵向距离

国医小课堂

了解人体骨骼组织方面的知识

要想准确地找出穴位,我们就需要了解一些人体骨骼组织方面的知识。当我们对人体骨骼有一定的了解时,就能够知道骨骼存在于身体的哪一部位,这对取穴非常有利。

人体共有206块骨骼,分为颅骨、躯干骨和四肢骨三大部分。它们分布在全身各部位,支撑着身体,保护内器官,同时由肌肉协助进行各种活动。人体骨骼中最重要的是脊椎骨。脊椎骨是由颈部至臀部贯穿身体中央的骨骼,由上而下,依次是颈椎、胸椎、腰椎、骶骨、尾骨。脊椎骨上有可从外部触摸得到的凸骨,这可以说是取穴的重要依据。

但并不是所有的骨骼都需要从最上面颈椎的凸骨开始数起。

我们可以利用其他方法找出骨骼的位置。如腰的左右两边有极为突出对称的髋骨;当站立低头时,脖子后面露出的一块骨,就是第七颈椎骨;左右两边肩胛骨的下端连线,就是第七胸椎骨和第八胸椎骨间的突起处等。

第二章 中医常用按摩手法大全

日常按摩手法有许多种，主要包括按法、推法、拿法、摩法、揉法等。这些手法简单易学，操作安全实用，对预防和治疗各种疾病具有良好的效果。

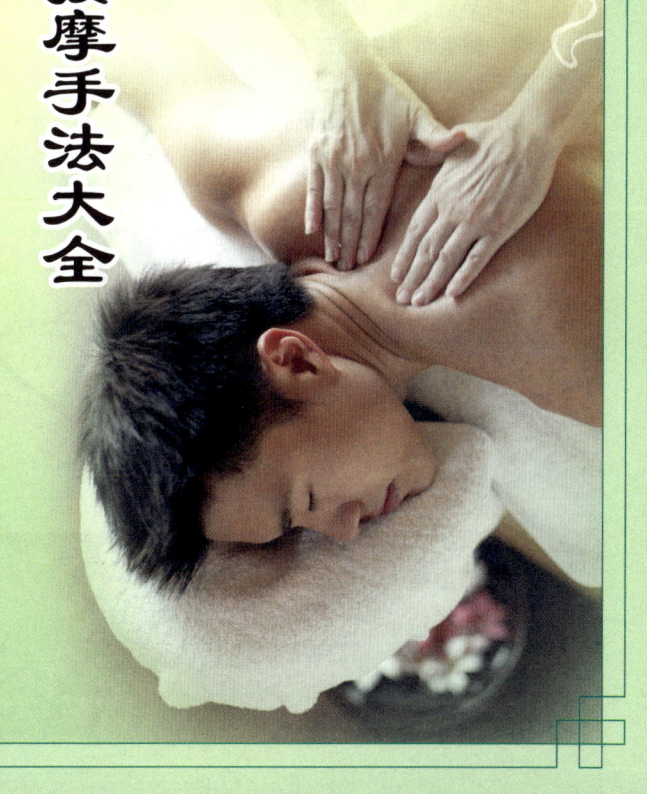

按法

操作 用手指指腹或手掌掌面着力于治疗部位或穴位上，逐渐用力下按，按而留之，不捻动。临床上常分为指腹按、屈指按、屈肘按、双掌重叠按。

功效 疏松肌筋，消除肌肉紧张，温中散寒，调和气血，抑制神经亢进，缓解神经性疼痛等。

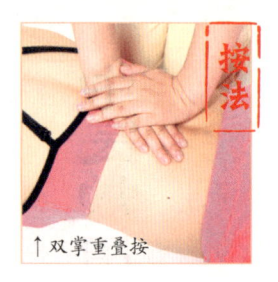

↑双掌重叠按

抖法

操作 用单手或双手握住肢体远端，如腕、踝等，做连续上下，左右的小幅度摆动，临床上常用于手腕、上肢、下肢，其力量作用于肌肉、关节及韧带。

功效 舒展筋骨，滑利关节，消除疲劳，增强人体机能等。

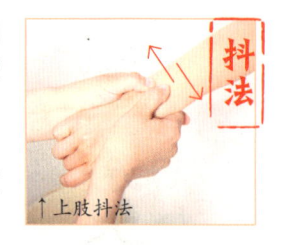

↑上肢抖法

推法

操作 用手指指腹、手掌或拳面着力于人体一定部位或穴位上，用力向一定方向推动。临床上常分为平推法、直推法、旋推法、分推法、一指禅推法等。

功效 疏通经络，行气消瘀，放松皮肤，调节神经等。

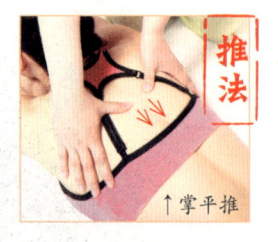

↑掌平推

拿法

操作 用拇指和食指、中指，或用拇指和其余四指的指腹，相对用力紧捏患部或穴位，并提起，一松一紧地拿按，本法适用于颈项、肩部、四肢等部位。

功效 祛风散寒，舒筋通络，开窍止痛，缓解疲劳等。

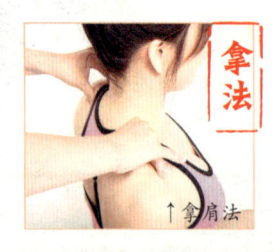

↑拿肩法

揉法

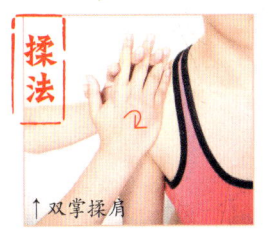

↑双掌揉肩

操作 用手指指腹、手掌鱼际部或手掌掌面吸附于身体体表部位或穴位上，轻柔缓和地回旋揉动。临床上常分为指揉法、鱼际揉法、掌揉法。

功效 宽胸理气，活血化瘀，消肿止痛，缓解疲劳等。

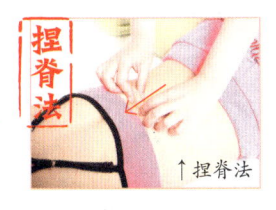

捏脊法

↑捏脊法

操作 用双手拇指桡侧面顶住脊柱两侧皮肤，用食指、中指按压，且必须与拇指同时用力，逐渐捻动向前移。

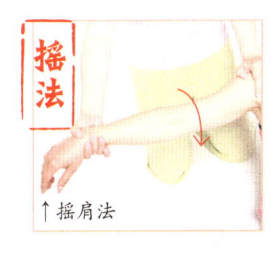

功效 疏通气血，通达经络，祛除邪气等。

摇法

↑摇肩法

操作 以关节为轴心，摇动肢体并使之做顺势回旋运动，双轴和多轴关节都可进行，如腕关节摇动、肩关节摇动等。摇动时应依关节病情适度摇转，因势利导，适可而止。

功效 松解粘连，滑利关节，增加肢体活动能力。

啄法

↑啄法

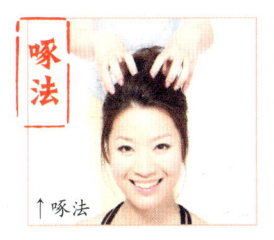

操作 将手指自然屈曲呈爪状或聚拢呈梅花状，用腕部力量上下屈伸摆动带动指端着力，垂直于按摩部位，呈鸡啄米状的手法。

功效 安神醒脑，疏通气血，活血化瘀，开胸顺气，解痉止痛等。

振法

操作 用单手指腹或手掌掌面紧贴身体某一部位或穴位上，做持续震颤的一种手法，也可双手重叠进行。临床上常分为指振法、掌振法、电振法三种。

功效 通行腹气，调理胃肠功能，调节神经，放松肌肉等。

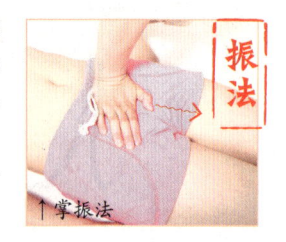

↑掌振法

拍捶法

操作 五指并拢，掌指关节微屈，用虚掌拍打；或者五指并拢，用手掌尺侧（靠近小手指那侧）拍打身体某一部位的方法，称为拍法；用空心拳或拳侧面捶击身体某部位的方法，称为捶法。

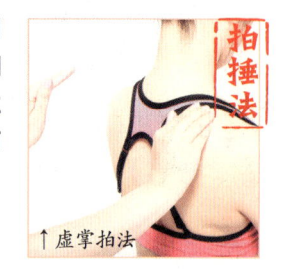

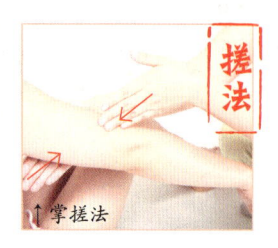

功效 行气活血，疏通气血，祛风散寒，缓解局部酸胀等。

↑虚掌拍法

搓法

操作 用双手的掌面或掌侧挟住一定部位，相对用力做快速搓揉动作，同时上下往返移动，其作用力可达肌肉、肌腱、筋膜、骨骼、关节囊、韧带等处。

功效 调和气血，舒通经络，通利关节，消除疲劳等。

↑掌搓法

叩法

操作 用拳背、掌根、掌侧小鱼际、指尖或桑枝棒叩击体表，也称为"击打法"。临床上常分为拳击法、小鱼际击法、指尖击法等。

功效 舒筋通络，调和气血，缓解疲劳等。

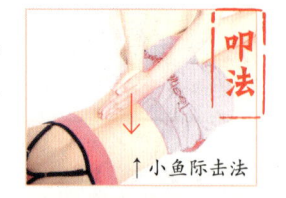

↑小鱼际击法

擦法

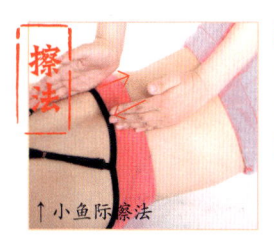

↑小鱼际擦法

操作 用手指或手掌在皮肤上来回摩擦，临床上常分为手指擦法、鱼际擦法和掌擦法三种。

功效 祛除寒邪，活血通络，益气养血，加速血液循环，消肿止痛，祛风除湿，温经散寒等。

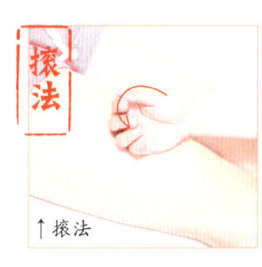

擦法

↑擦法

操作 将掌指关节略微屈曲，用手掌的背面小指尺侧部紧贴于皮肤体表处用力，连续摆动腕掌部，进行前臂旋转和腕关节屈伸的协调运动，并在身体滚动的一种手法。

功效 疏通气血，加速血液循环，益气养血，通达经脉等。

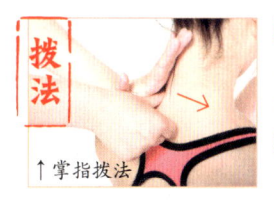

拨法

↑掌指拨法

操作 将手指指端嵌入软组织的缝隙中，然后做横向拨动，被称为拨法。临床上常分为拇指拨法、掌指拨法和肘拨法。

功效 缓解肌肉痉挛，松解组织粘连，滑利关节，消肿止痛等。

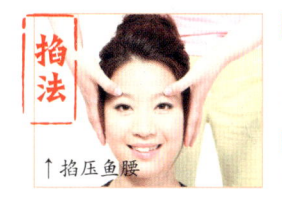

掐法

↑掐压鱼腰

操作 用拇指、中指或食指在身体的某个部位或穴位上，做深入持续的掐压。掐压时以患者能够耐受为宜。

功效 刺激穴位，疏通经脉，消肿散瘀，镇静安神等。

点法

操作 用屈曲的指间关节突起部分为着力点,按压于某一治疗点上。临床上常分为拇指端点法、屈拇指点法和屈食指点法三种。

功效 开通闭塞,活血止痛,调整脏腑功能等。

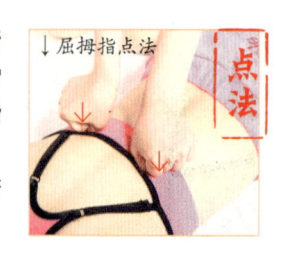

↓屈拇指点法

理法

操作 用双手拇指或单手拇指、中指、食指沿经络循行部位,或指、趾腱等处施以夹持捋理的方法。临床上常分为理指(趾)法和理肢法。

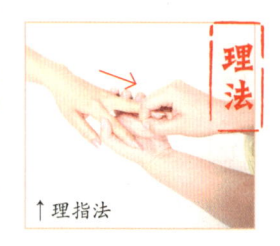

功效 疏风散寒,通络止痛,行气活血,理顺筋脉等。

↑理指法

弹法

操作 用单手拇指或中指扣住食指,然后用食指做拨动滑脱动作,使食指指背弹打在某一部位。本手法适用于关节部位,可在关节周围进行操作。

功效 通利关节,放松肌肉,祛风散寒,消除疲劳等。

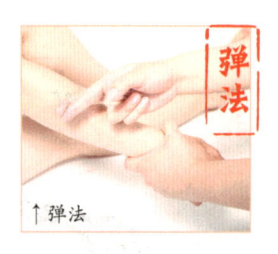

↑弹法

摩法

操作 用手掌掌面或手指指面轻放于体表治疗部位,以一点为中心,做环形的、有节律的摩动。临床上常分为指摩法和掌摩法两种。

功效 疏通经络,活血止痛,散瘀消积,增强皮肤弹性等。

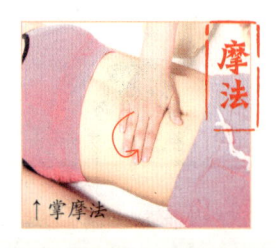

↑掌摩法

第三章 全身经络及常用穴位全图解

人体分布有十二经脉、十二经别、奇经八脉、十五络脉等。每条经脉上分布着掌管身体不同部位生理功能的穴位，掌握穴位所在的位置及其主治的疾病，对日常按摩和保健具有重要意义。本章中所列的各经络上的腧穴并非是该经络上的全部穴位，而是选取了常用的、主要的穴位。

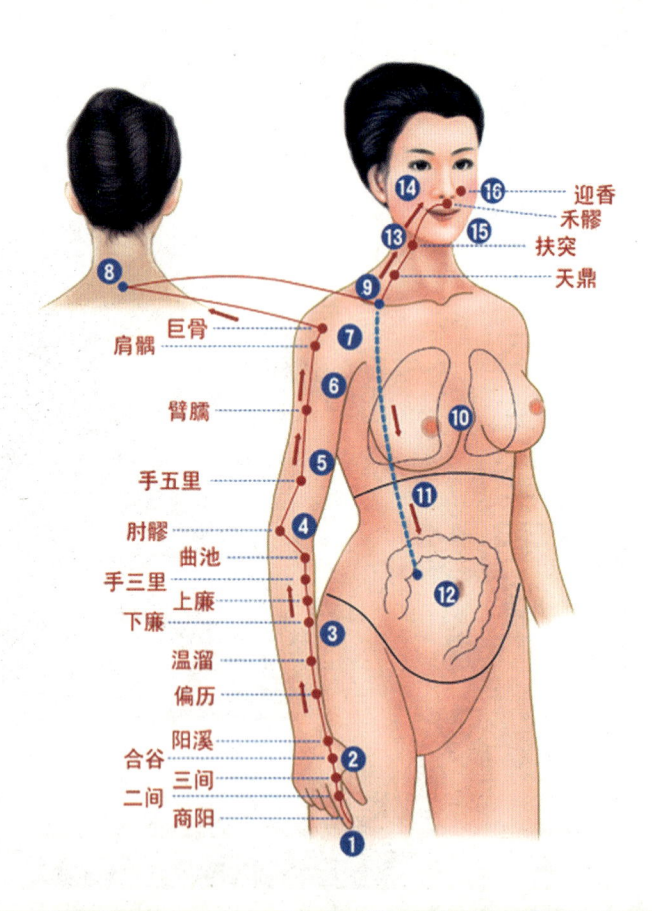

第一节 手阳明大肠经及所属腧穴定位图谱

- ⑭
- ⑯ 迎香
- 禾髎
- ⑬ ⑮ 扶突
- 天鼎
- ⑨
- ⑧
- 巨骨 ⑦
- 肩髃
- 臂臑 ⑥
- ⑩
- 手五里 ⑤
- 肘髎 ④
- 曲池
- 手三里 上廉
- 下廉 ③ ⑪
- 温溜
- 偏历 ⑫
- 阳溪
- 合谷 ②
- 三间
- 二间 商阳
- ①

16

循行路线

从食指末端桡侧（商阳）起，沿着食指桡侧上缘向上循行（见1），通过第一、二掌骨之间（合谷），向上进入两筋（拇长伸肌腱与拇短伸肌腱）之间的凹陷处（见2），沿前臂前缘循行（见3），至肘外侧（见4），再沿上臂外侧前缘（见5），上走肩端肩髃（见6），沿肩峰前缘（见7），向上出于颈椎"手足三阳经聚会处"（即大椎穴处，属督脉，见8），向下进入缺盆（锁骨上窝部，见9），联络肺脏（见10），通过膈肌（见11），属大肠（见12）；再由缺盆部支脉上走颈部（见13），通过面颊，进入下齿龈（见14），回绕至上唇，交叉于人中，左脉向右，右脉向左（见15），分布于鼻孔两侧（迎香），与足阳明胃经相接（见16）。

知识链接

十二经脉的衔接示意图

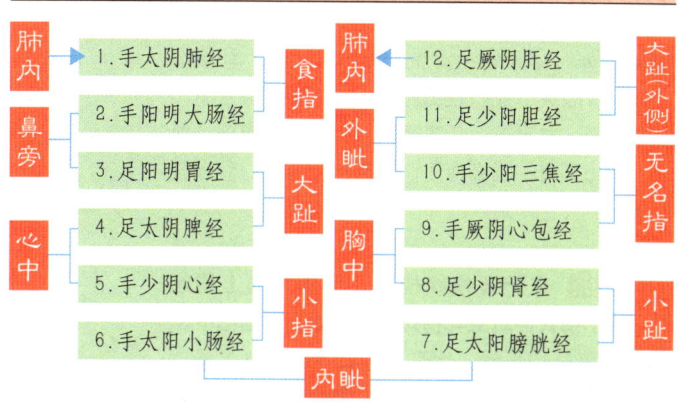

肺内	1.手太阴肺经	食指	肺内	12.足厥阴肝经	大趾外侧
鼻旁	2.手阳明大肠经		外趾	11.足少阳胆经	
	3.足阳明胃经	大趾		10.手少阳三焦经	无名指
心中	4.足太阴脾经		胸中	9.手厥阴心包经	
	5.手少阴心经	小指		8.足少阴肾经	小趾
	6.手太阳小肠经			7.足太阳膀胱经	
		内眦			

注：十二经脉的正常流注，需要经脉之间的衔接，本图指出了经脉间衔接处所在的部位。

商阳

简易取穴 在食指末节桡侧，指甲角旁0.1寸处。

功效主治 ◎咽喉肿痛、牙痛、耳聋。◎发热。◎腹痛、上吐下泻。◎脑中风。◎手指麻木、昏迷、胸口疼痛。

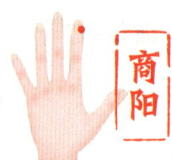

二间

简易取穴 微握拳时，在第二掌指关节前，桡侧的凹陷处。

功效主治 ◎咽喉肿痛、口干舌燥、牙痛、鼻出血。◎头晕。◎发热。◎消化不良、便秘。

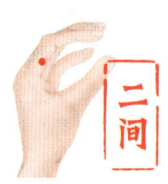

三间

简易取穴 微握拳时，位于第二掌指关节后，桡侧的凹陷处。

功效主治 ◎发热、目痛、牙痛、咽喉肿痛。◎腹部疼痛、消化不良。◎手背肿痛。

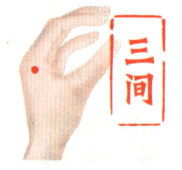

合谷

简易取穴 在手背，第一、二掌骨间，第二掌骨桡侧的中点处。

功效主治 ◎头痛、发热、无汗、多汗。◎咽喉肿痛、口腔炎、流行性腮腺炎、牙痛、牙关紧闭、目赤肿痛、鼻出血、口眼歪斜、耳聋。◎腹痛、便秘、消化不良。◎高血压。◎滞产、经闭。◎上肢疼痛。

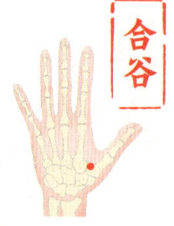

阳溪

简易取穴 在腕背横纹桡侧，手拇指向上翘起时，处于拇长伸肌腱与拇短伸肌腱之间的凹陷中。

功效主治 ◎咳嗽、气喘。◎目赤肿痛、牙痛、咽喉肿痛、耳鸣、耳聋、重听。◎脑中风。◎前臂麻痛、手腕疼痛、头痛。

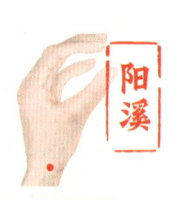

温溜

简易取穴 在前臂背面桡侧，屈肘时，位于阳溪与曲池的连线上，腕横纹上5寸处。

功效主治 ◎咽喉肿痛、面颊肿痛、牙痛。◎胃痛、肠鸣、腹痛。◎肩背酸痛。◎头痛。

手三里

简易取穴 在前臂背面桡侧，阳溪与曲池的连线上，肘横纹下2寸处。

功效主治 ◎肩臂麻痛、上肢麻木。◎腹痛、腹泻。◎牙痛、面颊肿痛。

曲池

简易取穴 在肘横纹外侧端，屈肘时，位于尺泽与肱骨外上髁连线的中点处。

功效主治 ◎发热、咽喉肿痛。◎气喘。◎牙痛、眼睛疼痛、过敏性鼻炎。◎癫狂。◎腹痛呕吐、腹泻、便秘。◎头痛、眩晕。◎上肢麻木、手臂疼痛、关节疼痛。◎风疹。◎月经不调。

臂臑

简易取穴 在臂外侧，曲池与肩的连线上，曲池上7寸，或手臂自然下垂，三角肌的止点处。

功效主治 ◎肩臂痛、上肢麻木、肌肉萎缩、肌肉紧张。◎眼睛疾病。◎风疹。

肩髃

简易取穴 在肩部，臂外展或向前平伸时，位于肩峰前下方的凹陷处。

功效主治 ◎肩周炎、肩痛不举、上肢麻木。◎风疹。

天鼎

简易取穴 在颈部锁骨上窝之上，喉结旁3寸，向下1寸，或扶突与缺盆连线的中点。

功效主治 ◎咳嗽、咽喉肿痛、扁桃体炎。◎上肢麻木、失语。

扶突

简易取穴 在颈外侧，喉结旁，胸锁乳突肌的前后缘之间。

功效主治 ◎感冒、咳嗽、气喘。◎咽喉肿痛、急性咽炎、扁桃体炎等。◎淋巴结核。◎单纯性甲状腺肿大。

禾髎

简易取穴 在上唇部，鼻子外缘直下，与水沟穴（人中穴）齐平，水沟旁0.5寸。

功效主治 ◎鼻塞、鼻出血、过敏性鼻炎、鼻窦炎等鼻部疾病。◎口眼歪斜、面痒、面神经麻痹。◎牙痛。

迎香

简易取穴 在面部，鼻翼外缘中点旁，鼻唇沟中。

功效主治 ◎鼻塞、急性鼻窦炎、慢性鼻窦炎等鼻部疾病。◎眼袋、黑眼圈。◎口眼歪斜。

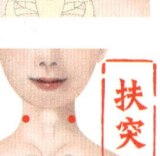

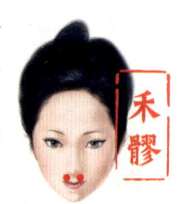

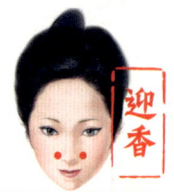

国医小课堂

改善睡眠的按摩法

◎仰卧，按摩耳、鼻、肩胛、肘、手腕、手指、腰、胯、膝、脚腕、脚趾等部位，使全身关节活络、经脉畅通。
◎休息2~3分钟后，对胸、背、腹、上肢和下肢进行按摩。
◎按摩半个小时后，全身放松，深呼吸，闭眼，慢慢入眠。

第二节 手太阳小肠经及所属腧穴定位图谱

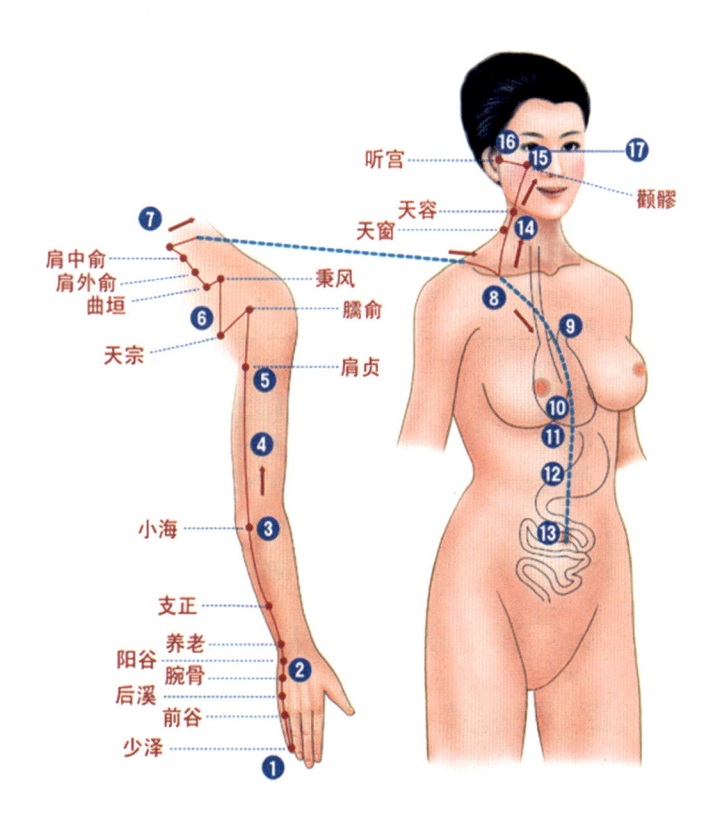

听宫
天容
天窗
颧髎
肩中俞
肩外俞
曲垣
秉风
臑俞
天宗
肩贞
小海
支正
养老
阳谷
腕骨
后溪
前谷
少泽

循行路线

起于手小指外侧端（少泽，见1），沿着手背外侧至腕部尺骨茎突（见2），接着沿前臂外侧后缘直上，经尺骨鹰嘴与肱骨内上髁之间（见3），沿上臂外侧后缘（见4），出于肩关节（见5），绕行肩胛部（见6），交会于大椎（督脉，见7），向下入缺盆（见8）、络心（见9），沿食管（见10），过横膈（见11），到达胃部（见12），属小肠（见13）；缺盆部支脉：沿颈部，上面颊（见14），至目外眦（见15），入耳中（听宫，见16）；颊部支脉：上行目眶下，抵鼻旁，至目内眦（睛明，见17），与足太阳相接，而又斜行络于颧部。

知识链接

经络运行生物钟列表

脏器及经络	运行活跃时间
肺经	凌晨3～5点
大肠	早晨5～7点
胃	上午7～9点
脾	上午9～11点
心经	中午11点～下午1点
小肠	下午1～3点
膀胱	下午3～5点
肾	下午5～7点
心包经	晚上7～9点
三焦经	晚上9～11点
胆经	晚上11点～凌晨1点
肝经	凌晨1～3点

少泽

简易取穴 在小指末节尺侧，指甲角旁0.1寸处。

功效主治 ◎目视不明、咽喉肿痛、耳聋、耳鸣。◎发热。◎昏迷、神经性头痛。◎乳汁分泌不足、乳腺炎。

前谷

简易取穴 在手尺侧，当微握拳时，位于第五掌指关节前的远侧掌横纹头赤白肉际处。

功效主治 ◎角膜炎、角膜白斑、扁桃体炎、咽喉肿痛、耳鸣、耳聋。◎发热。◎精神分裂症。◎乳汁分泌不足。◎头痛。◎腰扭伤。

后溪

简易取穴 在手掌尺侧，微握拳时，位于第五掌指关节后的远侧掌横纹头赤白肉际处。

功效主治 ◎角膜炎、角膜白斑、扁桃体炎、咽喉肿痛、耳鸣、耳聋。◎头项疼痛、腰背痛、手指及肘臂挛急。◎癫痫、精神分裂症。◎盗汗。◎疟疾。

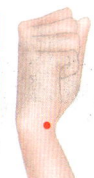

腕骨

简易取穴 在手掌尺侧，第五掌骨基底与钩骨之间的凹陷处，或赤白肉际处。

功效主治 ◎黄疸。◎糖尿病。◎发热。◎疟疾。◎头项疼痛、指挛腕痛。◎耳鸣、目视不明、口腔炎。

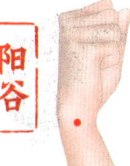

阳谷

简易取穴 在手腕尺侧，尺骨茎突与三角骨之间的凹陷处，或展开手背时，位于手腕尺侧高骨前的凹陷处。

功效主治 ◎发热。◎目眩、耳鸣、耳聋、腮腺炎、齿龈炎。◎癫痫、尺神经痛、癫狂。◎腕臂疼痛、头痛。

简易取穴 在前臂背面尺侧，尺骨小头近端桡侧的凹陷处。

功效主治 ◎手痛、面痛、肩背部酸痛、肘臂酸痛、急性腰痛、颈部痉挛、急性腰扭伤、落枕、半身不遂。◎目视不明、眼球充血。

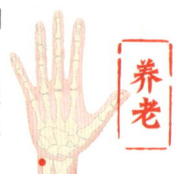

养老

简易取穴 在颈外侧部，胸锁乳突肌的后缘，扶突后，与喉结相平。

功效主治 ◎咽喉肿痛、扁桃体炎、腮腺炎。◎面颊肿痛、颈项肿痛、手臂酸痛。◎耳鸣、耳聋。

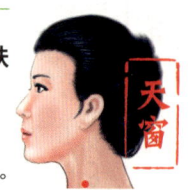

天窗

简易取穴 在颈外侧部，下颌角的后方，胸锁乳突肌的前缘凹陷处，或伸长脖子时，耳朵下方的颈部粗肌肉，与下颌角之间的凹陷处。

功效主治 ◎咽喉肿痛、扁桃体炎。◎面颊肿痛、梅核气、颈项肿痛。◎耳鸣、耳聋。

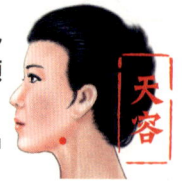

天容

简易取穴 在面部，目外眦直下方，颧骨下缘凹陷处。

功效主治 ◎面部肿痛、脸颊浮肿、口眼歪斜、三叉神经痛、面神经麻痹。◎牙痛、鼻炎。◎眼睛疲劳、黑眼圈。

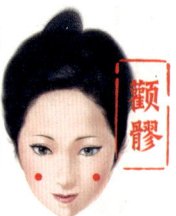

颧髎

简易取穴 在面部，耳屏前，下颌骨髁状突的后方，张口时凹陷处。

功效主治 ◎头痛、癫痫、癫狂。◎耳鸣、耳聋、脓耳。◎眼部疲劳、近视。◎牙痛。

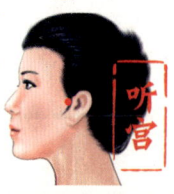

听宫

第三节 手太阴肺经及所属腧穴定位图谱

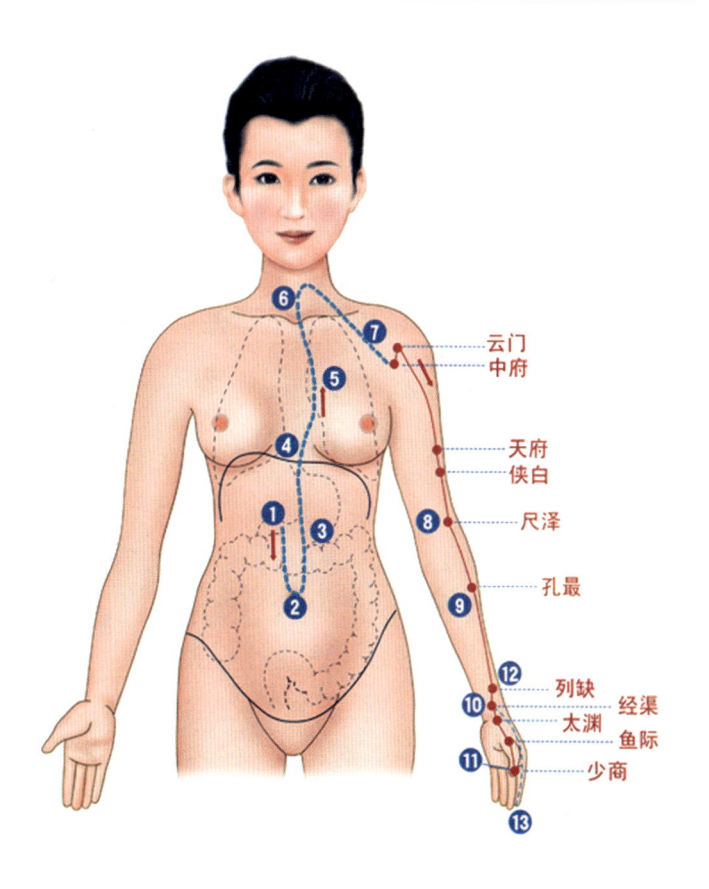

云门
中府
天府
侠白
尺泽
孔最
列缺
经渠
太渊
鱼际
少商

25

循行路线

起于中焦胃部（见1），向下联络大肠（见2），回绕过来延伸到胃的上口（见3），通过膈肌（见4），属于肺脏（见5），从肺系上咽喉（见6），横出斜腋下，向下沿上臂内侧（见7），下行到肘窝中（见8），沿着前臂内侧前缘（见9），进入寸口，经过手掌大鱼际边缘（见10），出拇指桡侧端（见11）；手腕后方的支脉：从列缺处分出（见12），沿着臂侧走向食指的桡侧端，与手阳明大肠经相接（见13）。

知识链接

十二经别及分布

经别名称	离，入	合（胸腹部）	出（颈项部）	合（阳经）
一合 足太阳经别，足少阴经别	入委中，入承扶，至委中，合太阳	属膀胱，至肾，系舌本	出天柱	足太阳
二合 足少阳经别，足厥阴经别	入维道，入季肋间，至维道，合少阳	属胆，上肝，与别同行	出天容	足少阳
三合 足阳明经别，足太阴经别	至髀，入气冲，至髀，合阳明	属胃，散脾，与别同行，结咽	出人迎	足阳明
四合 手太阳经别，手少阴经别	入腋，入极泉	走心，系小肠，属心，走喉咙	出天窗	手太阳
五合 手少阳经别，手厥阴经别	入缺盆，入天池	走三焦，散胸中，属三焦，循喉咙	出天牖	手少阳
六合 手阳明经别，手太阴经别	入柱骨，入中府	走大肠，属肺，入肺，散大肠	出扶突	手阳明

中府

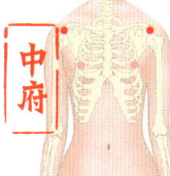

简易取穴 在胸前，云门穴下1寸，与第一肋间隙相平，或患者正坐以手叉腰，锁骨外端下方凹陷下1寸处。

功效主治 ◎支气管炎、支气管哮喘、肺炎。◎胸痛、肩背痛。◎青春痘、脱发。

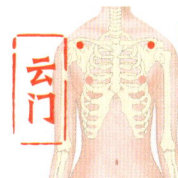

云门

简易取穴 在胸前臂的外上方，身体前正中线旁6寸，肩胛骨喙突上方，锁骨下窝的凹陷处。

功效主治 ◎咳嗽、支气管炎、支气管哮喘。◎胸痛、肋间神经痛、肩臂痛。

侠白

简易取穴 在臂内侧面，肱二头肌桡侧缘，腋前纹头下3寸处。

功效主治 ◎咳嗽、气喘。◎上臂内侧疼痛。

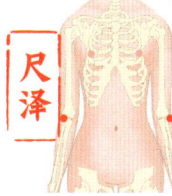

尺泽

简易取穴 在肘横纹中，肱二头肌腱桡侧凹陷处，或将手掌向上，弯曲手臂时，位于肘内关节处出现粗筋的外侧的凹陷处。

功效主治 ◎咳嗽、咽喉肿痛、潮热盗汗。◎肺炎、支气管哮喘、肺结核、咳血。◎肘臂痉挛疼痛、风湿、胸膜炎、胸部胀满。◎急性胃肠炎。

孔最

简易取穴 在前臂掌面桡侧，尺泽与太渊的连线上，腕横纹上7寸处。

功效主治 ◎发热无汗。◎支气管炎、肺结核咳血、支气管哮喘、扁桃体炎、鼻出血。◎便血。◎肋间神经痛、肘臂痉挛疼痛。

简易取穴 在前臂桡侧缘，桡骨茎突上方，腕横纹下1.5寸，或将两手虎口交叉，一手食指压住另一侧腕骨突出的附近。

功效主治 ◎感冒、头痛、咳嗽、气喘、咽喉肿痛。◎颈项痉挛、面神经麻痹、口眼歪斜、落枕、牙痛。◎荨麻疹。

列缺

简易取穴 在腕掌侧横纹桡侧，桡动脉搏动处。

功效主治 ◎感冒、咳嗽、支气管炎、气喘、咽喉肿痛、百日咳、肺结核。◎心绞痛、无脉症。◎胸痛、腕关节疼痛。◎消化不良。

太渊

简易取穴 在第一掌指关节后凹陷处，约第一掌骨中点桡侧，赤白肉际处。

功效主治 ◎支气管炎、支气管哮喘、肺炎、扁桃体炎、咽喉炎、鼻炎、咳血、失声。◎心悸。◎小儿单纯性消化不良。

鱼际

简易取穴 在手拇指末节桡侧，指甲角旁0.1寸处。

功效主治 ◎感冒、发热、咳嗽、肺炎、扁桃体炎、腮腺炎、失声、鼻出血。◎癫狂、精神分裂症。◎中风昏迷、指肿麻木。

少商

国医小课堂

掌穴按摩前的准备

◎**手部卫生**：按摩前双手指甲要修剪整齐，洗净，润肤。
◎**手部温度**：按摩前双手摩擦至温热，再按摩具体穴位。

第四节 手厥阴心包经及所属腧穴定位图谱

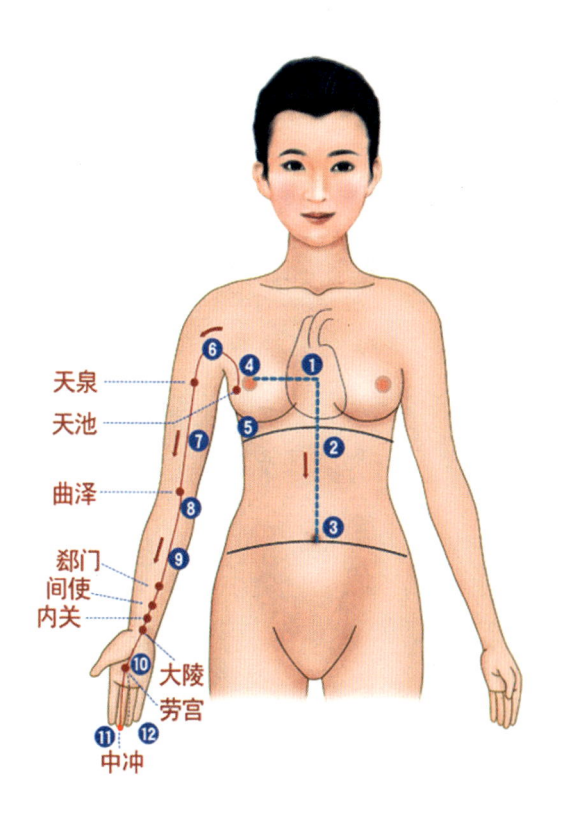

天泉
天池
曲泽
郄门
间使
内关
大陵
劳宫
中冲

循行路线

起于胸中，出于心包络（见1），向下过横膈（见2），从胸至腹依次联络上、中、下三焦（见3）；胸部支脉：沿着胸中（见4），出于胁部，至腋下3寸处（天池，见5），上行到腋窝中（见6），沿上臂内侧，行于手太阴和手少阴之间（见7），进入肘窝中（见8），向下行于前臂两筋中间（见9），进入掌中（见10），沿着中指到指端（中冲，见11）；掌中支脉：从劳宫分出，沿着无名指到指端（关冲），与手少阳三焦经相接（见12）。

知识链接

掌骨部位图解

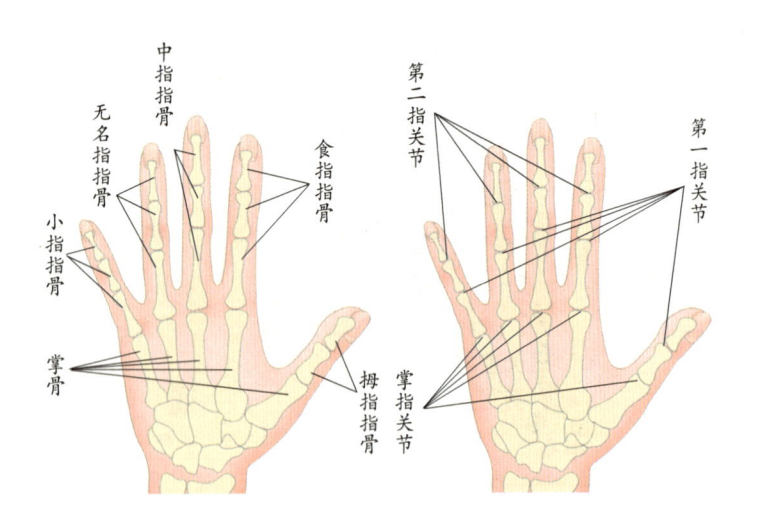

天池

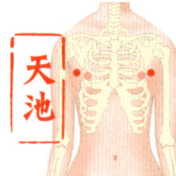

简易取穴 在胸部，身体前正中线旁开5寸，第四肋间隙，或乳头外1寸。

功效主治 ◎咳嗽、气喘、胸闷。◎肋间神经痛。◎乳腺炎、乳汁分泌不足。◎心绞痛。◎腋窝淋巴瘤。

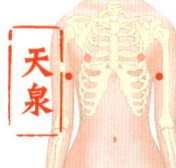

天泉

简易取穴 在臂内侧，腋前纹头下2寸，肱二头肌长、短头之间。

功效主治 ◎心痛。◎咳嗽。◎胸痛、臂痛。

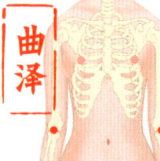

曲泽

简易取穴 在肘横纹中，肱二头肌腱的尺侧端处。

功效主治 ◎心痛、心悸。◎发热、中暑。◎胃痛、呕吐、泄泻。◎精神病。◎尺神经痛、肘臂疼痛、手部扭伤。◎腮腺炎、牙龈炎。

郄门

简易取穴 在前臂掌侧，曲泽与大陵的连线上，腕横纹上5寸，掌长肌腱与桡侧腕屈肌腱之间。

功效主治 ◎心肌炎、风湿性心脏病、心绞痛、胸膜炎。◎癫痫、精神病。◎呕血、吐血。◎疔疮。

间使

简易取穴 在前臂掌侧，曲泽与大陵的连线上，腕横纹上3寸，掌长肌腱与桡侧腕屈肌腱之间。

功效主治 ◎心脏病、心肌炎、心绞痛、心悸。◎胃炎、胃痛、呕吐。◎发热。◎癫痫。◎肘臂挛痛。

内关

简易取穴 在前臂掌侧，曲泽与大陵的连线上，腕横纹上2寸，掌长肌腱与桡侧腕屈肌腱之间。

功效主治 ◎心脏病、胸闷。◎胃炎胃痛、呕吐、急性胆囊炎。◎失眠。

大陵

简易取穴 在腕掌横纹的中点处，掌长肌腱与桡侧腕屈肌腱之间。

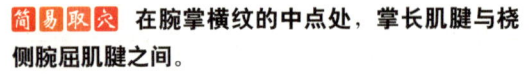

功效主治 ◎心痛、心悸。◎胃炎、呕吐。◎胸胁胀痛、手腕麻痛。◎疮疡。◎扁桃体炎。

劳宫

简易取穴 在手掌心，第二、三掌骨之间偏于第三掌骨处。

功效主治 ◎中风、中暑。◎精神分裂症。◎口腔溃疡、口臭、鼻出血。◎小儿惊厥。◎高血压。

中冲

简易取穴 在中指末节尖端中央处。

功效主治 ◎脑中风、昏迷、休克。◎中暑、发热。◎心烦、心痛。◎小儿惊风、舌强、颈痛。

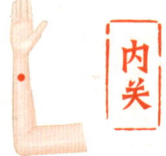

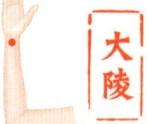

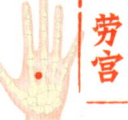

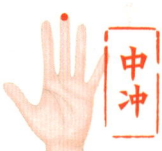

国医小课堂

须谨慎对待的人体死穴！

人体中有35个穴位是致命穴，俗称"死穴"。分别为：印堂、头额前穴、太阳、枕骨、厥阴、华盖、建里、巨阙、气海、关元、水分、中极、左膺窗、右膺窗、左乳根、右乳根、左期门、右期门、左幽门、右幽门、左商曲、右商曲、左章门、右章门、左腹结、右腹结、左肾俞、右肾俞、命门、左志室、气海俞、鹤口、海底、涌泉、藏血。

第五节 手少阴心经及所属腧穴定位图谱

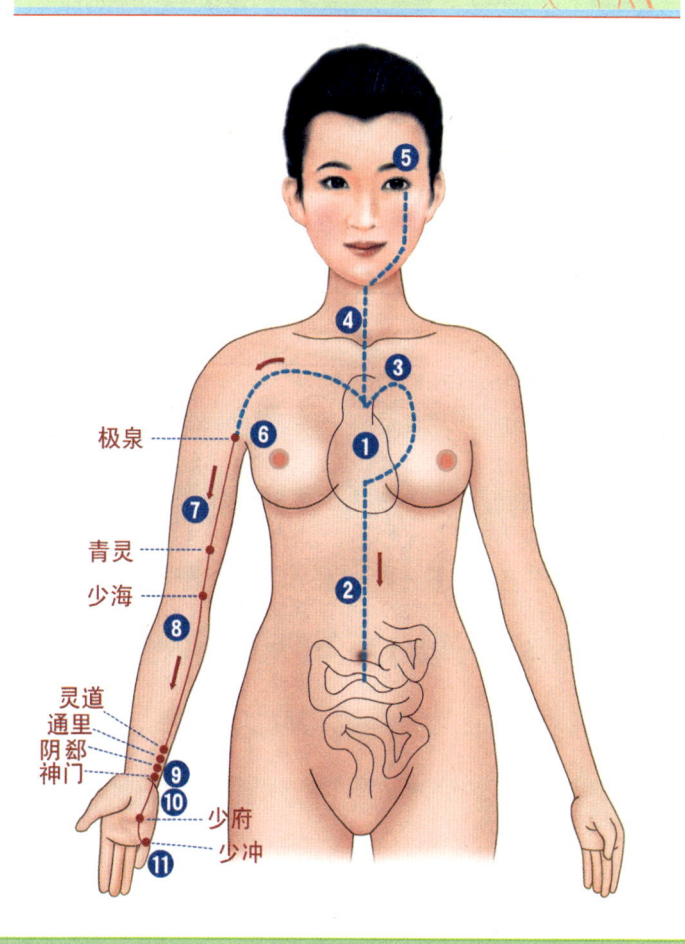

- 极泉
- 青灵
- 少海
- 灵道
- 通里
- 阴郄
- 神门
- 少府
- 少冲

循行路线

起于心中，出属"心系"（心与其他脏器相连系的部位，见1），通过横膈，联络小肠（见2）；"心系"向上的脉（见3），夹着咽喉上行（见4），连系于"目系"（眼球连系于脑的部位，见5）；"心系"直行的脉：上行于肺部，再向下出于腋窝部（极泉，见6），沿着上臂内侧后缘，行于手太阴经和手厥阴经的后面（见7），到达肘窝，沿前臂内侧后缘运行（见8），至掌后豌豆骨部（见9），进入掌内（见10），沿小指内侧至末端（少冲），与手太阳小肠经相接（见11）。

知识链接

五输穴表

五输穴 脏腑	井	荥	输	经	合
肺	少商	鱼际	太渊	经渠	尺泽
大肠	商阳	二间	三间	阳溪	曲池
胃	厉兑	内庭	陷谷	解溪	足三里
脾	隐白	大都	太白	商丘	阴陵泉
心	少冲	少府	神门	灵道	少海
小肠	少泽	前谷	后溪	阳谷	小海
膀胱	至阴	通谷	束骨	昆仑	委中
肾	涌泉	然谷	太溪	复溜	阴谷
心包	中冲	劳宫	大陵	间使	曲泽
三焦	关冲	液门	中渚	支沟	天井
胆	窍阴	侠溪	足临泣	阳辅	阳陵泉
肝	大敦	行间	太冲	中封	曲泉

注：五输穴是指十二经脉分布在四肢、肘、膝关节至四肢末梢的五个特定腧穴，即"井、荥、输、经、合"穴。

极泉

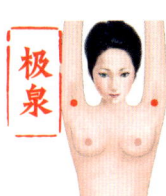

简易取穴 在腋下，当上臂外展时，位于腋窝的顶点处。

功效主治 ◎心绞痛、胸闷、气短。◎胁肋疼痛、臂肩疼痛、肋间神经痛。◎颈淋巴结核。◎乳汁分泌不足。◎狐臭。

少海

简易取穴 屈肘举臂时，在肘横纹内侧端与肱骨内上髁连线的中点处。

功效主治 ◎心区痛、肋间神经痛、肘臂痉挛疼痛、尺神经麻痹、手颤。◎神经衰弱、健忘、精神分裂症。

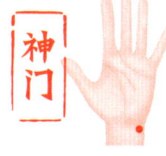

神门

简易取穴 在腕部，腕掌侧横纹尺侧端，尺侧腕屈肌腱的桡侧的凹陷处。

功效主治 ◎失眠、健忘、神经衰弱、癫狂、痴呆、癫痫。◎心绞痛、心烦、心悸。◎食欲不振、便秘。◎低血压、无脉症。◎关节疼痛。

少府

简易取穴 在手掌面，握拳时，位于小指指尖处，第四、五掌骨之间。

功效主治 ◎心脏病、心绞痛、心律不齐、胸痛。◎肋间神经痛、臂神经痛、小指挛痛。◎小便不利、遗尿、阴部痒痛。

少冲

简易取穴 在小指末节桡侧，指甲角旁0.1寸处。

功效主治 ◎发热、昏迷、脑出血、休克。◎心悸、心痛、胸胁痛、胸膜炎。◎小儿惊厥。◎癫狂。

第六节 手少阳三焦经及所属腧穴定位图谱

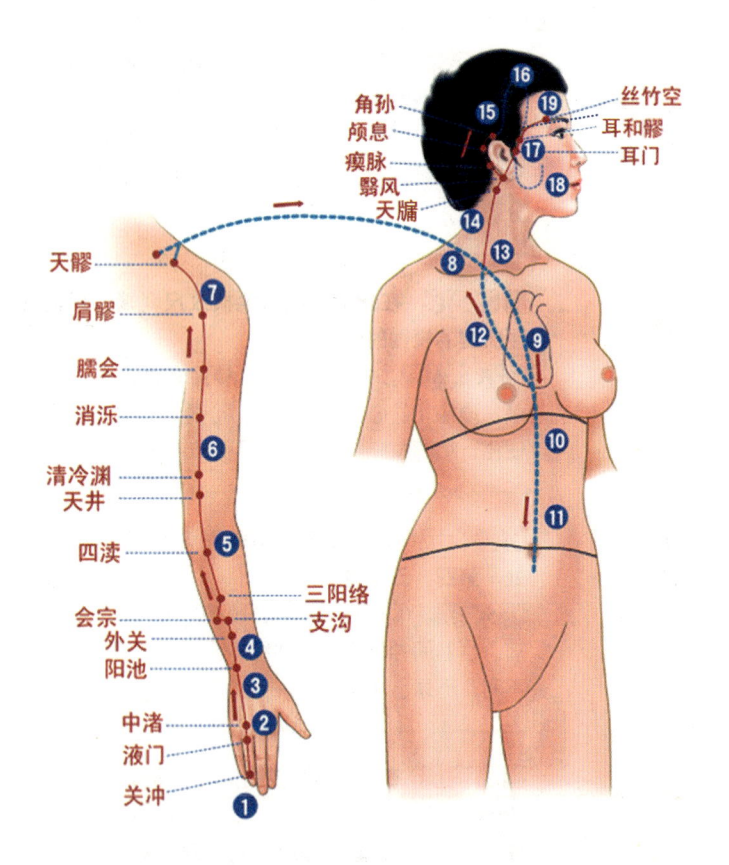

角孙
颅息
瘈脉
翳风
天牖

丝竹空
耳和髎
耳门

天髎
肩髎
臑会
消泺
清冷渊
天井
四渎
会宗
外关
阳池
中渚
液门
关冲

三阳络
支沟

循行路线

起于无名指末端（关冲,见1），向上出于第四、五掌骨间（见2），沿着腕背循行（见3），出于前臂外侧桡骨和尺骨之间（见4），向上通过肘尖（见5），沿上臂外侧（见6），上达肩部，交出于足少阳经的后面（见7），向前进入缺盆部（见8），分布于胸中，联络心包（见9），向下通过横膈（见10），从胸至腹，属于上、中、下三焦（见11）；胸中的支脉：从胸向上（见12），出于缺盆部（见13），上走项部（见14），沿耳后直上（见15），出于耳部上行额角（见16），再下行至面颊部，到达眼眶下部（见17）；耳部支脉：从耳后进耳中，出走耳前，与前脉交叉于面颊部（见18），到达目外眦（丝竹空之下），与足少阳胆经相接（见19）。

知识链接

八脉交会穴表

经属	八穴	通八脉	会合部位
足太阴	公孙	冲脉	胃、心、胸
手厥阴	内关	阴维	
手少阳	外关	阳维	目外眦、颊、颈、耳后、肩
足少阳	足临泣	带脉	
手太阳	后溪	督脉	目内眦、颈耳、肩胛
足太阳	申脉	阳跷	
手太阴	列缺	任脉	胸、肺、膈、喉咙
足少阴	照海	阴跷	

注：人体内存在着奇经八脉与十二经脉气相通的八个穴位，这八个穴位被称为八脉交会穴。这八脉治病广泛，疗效独特。

简易取穴 在无名指末节尺侧,指甲角旁0.1寸处。

功效主治 ◎头痛、发热、昏迷、中暑。◎目赤、耳鸣、耳聋。

关冲

简易取穴 在手背部,第四、五指间,指蹼缘后方赤白肉际处。

功效主治 ◎目赤、耳聋、咽喉炎、牙龈炎。◎头痛、前臂肌痉挛。◎疟疾。

液门

简易取穴 在手背部,掌指关节的后方,第四、五掌骨间的凹陷处。

功效主治 ◎耳鸣、耳聋、神经性耳炎、目赤、咽喉肿痛。◎手指屈伸不利、肩背疼痛、肘腕关节炎、肋间神经痛。◎头痛、发热。◎糖尿病。◎疟疾。

中渚

简易取穴 在腕背横纹中,指伸肌腱的尺侧缘凹陷处,或腕背横纹中点的凹陷处。

功效主治 ◎耳聋、目赤肿痛、咽喉肿痛。◎疟疾。◎糖尿病。◎湿疹、荨麻疹、青春痘。◎腕关节炎。

阳池

简易取穴 在前臂背侧,阳池与肘尖的连线上,腕背横纹上2寸,尺骨与桡骨之间。

功效主治 ◎头痛、发热。◎目赤肿痛、耳鸣、耳聋。◎脑中风、偏瘫、胸胁疼痛、上指痿痹、手指疼痛、小儿麻痹后遗症。◎高血压。

外关

支沟

简易取穴 在前臂背侧，阳池与肘尖的连线上，腕背横纹上3寸，尺骨与桡骨之间。

功效主治 ◎发热。◎耳鸣、耳聋。◎小便困难。◎习惯性便秘。◎肋间神经痛、手臂酸痛、落枕。◎产后血晕。

会宗

简易取穴 在前臂背侧，腕背横纹上3寸，尺骨桡侧缘，或支沟尺侧处。

功效主治 ◎耳鸣、耳聋。◎上肢痹痛、癫痫。

天井

简易取穴 在臂外侧，屈肘时，位于肘尖直上1寸的凹陷处。

功效主治 ◎颈淋巴结核。◎耳聋。◎偏头痛、癫痫。◎肘关节炎、肘臂疼痛。

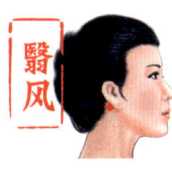

翳风

简易取穴 在耳垂后，乳突与下颌骨之间的凹陷处。

功效主治 ◎耳鸣、耳聋、脓耳、口眼歪斜、牙关紧闭、牙痛、腮腺炎。◎眩晕、晕车。◎呃逆（即打嗝）。

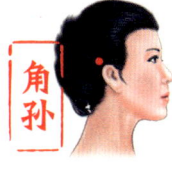

角孙

简易取穴 在头部，折耳郭向前，当耳尖直上入发际处即是。

功效主治 ◎视力模糊、牙周炎、唇燥、中耳炎、腮腺炎。◎偏头痛、晕车。◎颈部肌肉痉挛。

简易取穴 在面部，耳屏上部缺口前，张口时的凹陷处。

功效主治 ◎耳鸣、耳聋、脓耳、牙痛。◎面部神经麻痹。

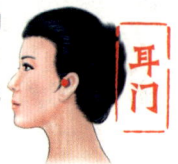

耳门

简易取穴 在面部，眉梢凹陷处。

功效主治 ◎偏头痛、口眼歪斜、视神经性萎缩、面神经麻痹、癫痫。◎牙痛、黑眼圈、结膜炎。◎面部浮肿。

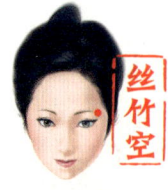

丝竹空

国医小课堂

按摩禁忌证

◎女性月期及妊娠期不宜对腹部、腰骶部和髋部进行按摩，孕妇还不能按摩肩井、合谷、三阴交和昆仑穴等。
◎年老体弱及因长期患病导致身体极度虚弱的危重病人不宜按摩。
◎皮肤损伤及患皮肤病者，不可进行按摩。
◎急性软组织损伤导致的局部组织肿胀，不可立即按摩，必须经过专业的医护处理并在医师指导下按摩。
◎血压过高，严重心、肝、肺、肾功能不全者，不可进行按摩。
◎被诊断患有不明原因的急性脊柱损伤伴脊髓异常症状的病人，不可进行按摩。
◎患有肝炎、结核病等传染性疾病者，不可进行按摩。
◎患有血友病、白血病等各种容易引起出血的疾病的患者，不可进行按摩。
◎急性阑尾炎、胃穿孔等急症患者，不可进行按摩。
◎骨折和关节脱位者，不可进行按摩。
◎疑似或已确诊患有骨关节或软组织肿瘤的患者，不可进行按摩。

第七节 足厥阴肝经及所属腧穴定位图谱

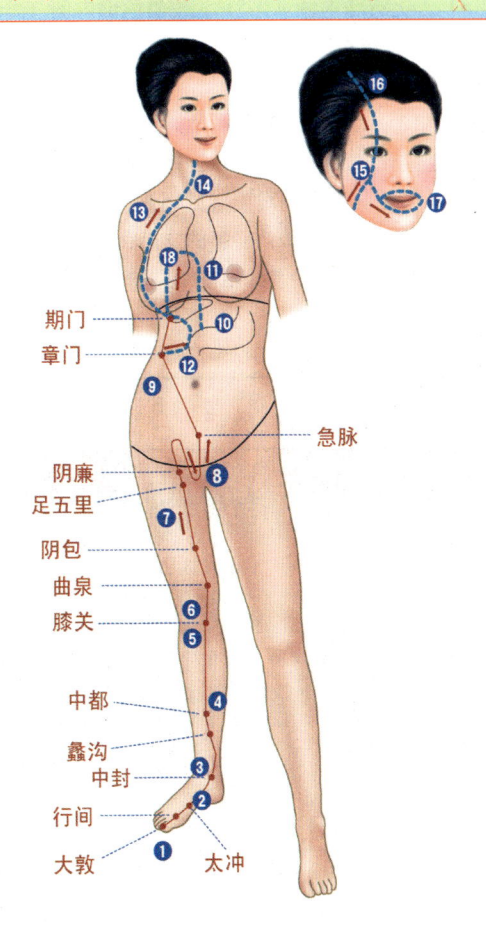

急脉

期门
章门

阴廉
足五里
阴包
曲泉
膝关

中都
蠡沟
中封
行间
大敦　太冲

循行路线

起于足大趾（大敦，见1），沿着足跗部上行（见2），经过内踝前1寸处（中封，见3），向上至内踝上8寸处交出于足太阴经的后面（见4），上行膝内侧（见5），沿着股部内侧（见6），进入阴毛中（见7），绕过阴部（见8），上达小腹（见9），夹着胃旁，属于肝脏，联络胆腑（见10），向上通过横膈（见11），分布于胁肋（见12），沿着喉咙的后面（见13），向上进入鼻咽部（见14），连接于"目系"（眼球连系于脑的部位，见15），向上出于前额，与督脉会合于巅顶（见16）；"目系"的支脉：下行颊里，环绕唇内（见17）；肝部的支脉：从肝分出，通过横膈，向上流注于肺，与手太阴肺经相接（见18）。

知识链接

十二经脉原穴

经脉	原穴	经脉	原穴
手太阴肺经	太渊	足太阴脾经	太白
手厥阴心包经	大陵	足厥阴肝经	太冲
手少阴心经	神门	足少阴肾经	太溪
手阳明大肠经	合谷	足阳明胃经	冲阳
手少阳三焦经	阳池	足少阳胆经	丘墟
手太阳小肠经	腕骨	足太阳膀胱经	京骨

注：十二经脉在腕、踝关节附近部位各有一原穴，是脏腑元气经过和留止的部位，可以反映脏腑的病变。针刺或者按压原穴，就能通过三焦气血，治疗脏腑的病症。原穴经常用于治疗某些严重疾病，在人体中具有至关重要的地位和作用。

大敦

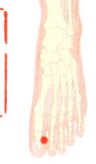

简易取穴 在足大趾末节外侧，趾甲角旁0.1寸处。

功效主治 ◎月经不调、闭经、崩漏、子宫脱垂、阴部瘙痒、疝气、阴茎痛。◎脑中风、癫痫、神经衰弱。◎遗尿、排尿困难。◎糖尿病。

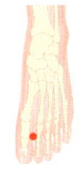

行间

简易取穴 在足背侧，第一、二趾间，趾蹼缘的后方赤白肉际处。

功效主治 ◎头痛、胸胁疼痛、口眼歪斜、中风、癫痫。◎急躁易怒。◎月经过多、痛经、崩漏、闭经、白带异常、疝气。◎小便不利、尿痛。◎目赤肿痛。

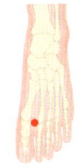

太冲

简易取穴 在足背侧，第一跖骨间隙的后方凹陷处。

功效主治 ◎口眼歪斜、头痛、眩晕、胁痛、脑中风、癫痫。◎失眠、精神分裂症、抑郁、急躁易怒。◎高血压。◎遗尿、尿路感染。◎目赤肿痛、咽喉干痛、耳鸣。◎月经不调、乳腺炎、疝气。

中封

简易取穴 在足背面，足内踝前，商丘与解溪连线之间，胫骨前肌腱的内侧凹陷处。

功效主治 ◎遗精、疝气。◎腹痛、肝炎。◎小便不利、膀胱炎。◎下肢痿痹、足踝肿痛。

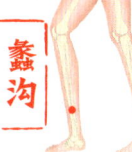

蠡沟

简易取穴 在小腿内侧，足内踝尖上5寸，胫骨内侧面的中央处。

功效主治 ◎子宫内膜炎、外阴瘙痒、子宫脱垂、月经不调、白带异常、睾丸肿痛、阳强挺长、疝气。◎小便不利、遗尿。◎足胫疼痛。

简易取穴 在小腿内侧，足内踝尖上7寸，胫骨内侧面的中央处。

功效主治 ◎疝气、崩漏、恶露不尽。◎急性肝炎、腹痛、泄泻。◎下肢痿痹、膝关节炎、胁痛。

中都

简易取穴 在膝内侧，屈膝时，位于膝关节内侧面横纹内侧端，股骨内侧髁的后缘，半腱肌、半膜肌止端的前缘凹陷处。

功效主治 ◎小腹胀痛。◎小便不利、尿频。◎月经不调、痛经、白带异常、子宫脱垂、遗精、阳痿。◎膝股疼痛。

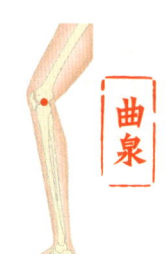

曲泉

简易取穴 在大腿内侧，气冲直下2寸，大腿根部，耻骨结节的下方，长收肌的外缘处。

功效主治 ◎不孕、月经不调、白带异常、子宫内膜炎、阴道炎。◎小腹胀痛。

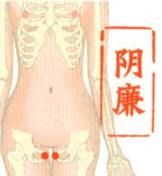

阴廉

简易取穴 在侧腹部，第十一肋间游离端的下方处。

功效主治 ◎黄疸、消化不良、胃炎、胃痛、胃下垂、腹胀、肠炎泄泻。◎胸膜炎、肋间神经痛、痞块。

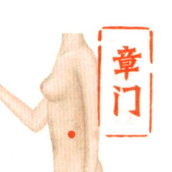

章门

简易取穴 在胸部，乳头直下方，第六肋间隙，身体前正中线旁开4寸处。

功效主治 ◎呃逆、吐酸、腹胀、肝炎、胆囊炎、胸胁胀痛。◎肋间神经痛。◎月经不调、乳腺炎。◎糖尿病。

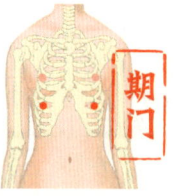

期门

第八节 足少阳胆经及所属腧穴定位图谱

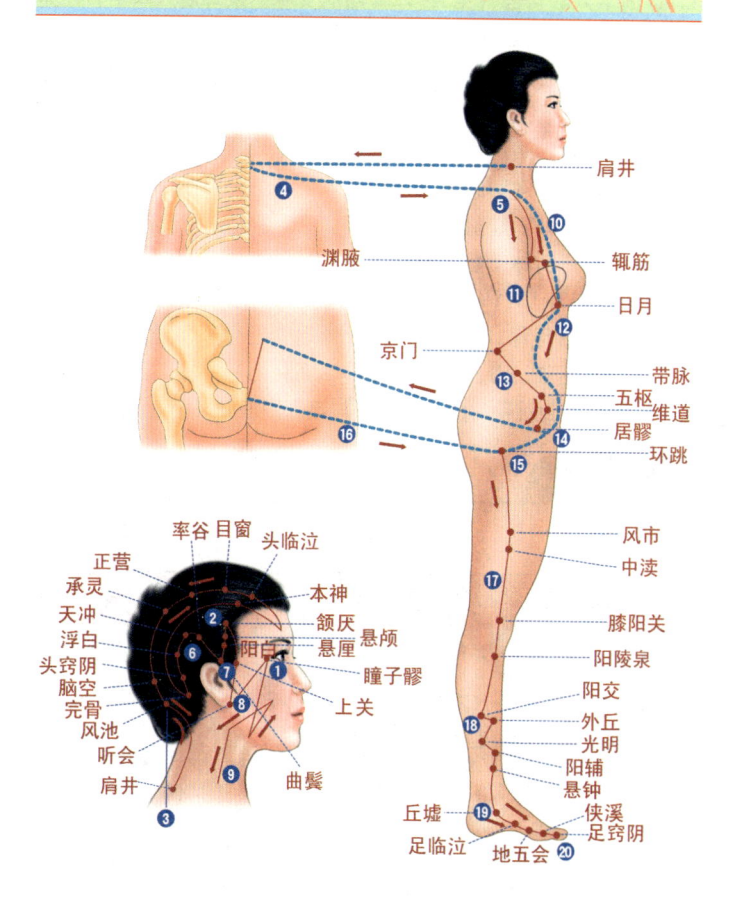

肩井
渊腋
辄筋
日月
京门
带脉
五枢
维道
居髎
环跳
风市
中渎
膝阳关
阳陵泉
阳交
外丘
光明
阳辅
悬钟
丘墟
足临泣
地五会
侠溪
足窍阴

率谷　目窗　头临泣
正营
承灵　　　　本神
天冲　　　颔厌　悬颅
浮白　　阳白　悬厘
头窍阴　　　　瞳子髎
脑空
完骨　　　　上关
风池
听会
肩井　　　　曲鬓

循行路线

起于目外眦（见1），向上达额角（见2），下行到耳后（见3），沿颈部行于手少阳经前，到肩上交出于手少阳经后（见4），向下入缺盆部（见5）；耳部的支脉：从耳后入耳中，出走耳前（见6），到目外眦后（见7）；外眦部的支脉：从目外眦处分出，下走大迎，会合于手少阳经到达目眶下（见8），下行经颊车，由颈部向下会合前脉于缺盆（见9），然后向下进入胸中，过横膈（见10），络肝（见11），属胆（见12），沿着胁肋内，出于少腹两侧腹股沟动脉部（见13），经外阴部毛际（见14），横行入髋（见15）；缺盆部直行的脉：下行腋部，沿侧胸部，过季胁，向下会合前脉于髋关节部（见16），再向下沿大腿外侧，出膝外侧（见17），下行经腓骨前，直达腓骨下段（见18），再下到外踝前，沿足背，入足第四趾外侧端（足窍阴，见19）；足背部支脉：从足临泣分出，沿第一、二跖骨之间，出大趾端，穿过趾甲，回过来到趾甲后的毫毛部，与足厥阴肝经相接（见20）。

知识链接

穴位分类

经穴 项目	十四经穴	奇穴	阿是穴
归属	归属于十四经	不归属于十四经	不归属于十四经
位置	有固定的位置	有固定的位置	无固定的位置
名称	有具体的名称	有具体的名称	无具体的名称
数量	361个	数目不定	数目不定
主治	系统，主治本经或表里经病症	主治单一	主治局部病症

瞳子髎

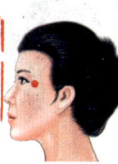

简易取穴 在面部,目外眦旁,眶外侧缘处,或眼睛外侧1厘米处。

功效主治 ◎目赤肿痛、角膜炎、视力减退。◎头痛、眩晕、面部痉挛、面神经麻痹、三叉神经痛、口眼歪斜。

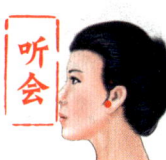

听会

简易取穴 在面部,耳屏切迹的前方,下颌骨髁状突的后缘,张口时的凹陷处。

功效主治 ◎耳鸣、耳聋、脓耳、牙痛。◎面部疼痛、下颌关节炎、口眼歪斜。

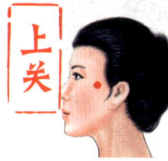

上关

简易取穴 在耳前,下关正上方,颧弓的上缘凹陷处。

功效主治 ◎耳鸣、耳聋、脓耳、重听、牙痛。◎偏头痛、面部疼痛、三叉神经痛、口眼歪斜、癫痫。◎癫狂。◎小儿惊风。

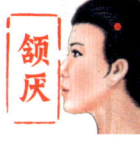

颔厌

简易取穴 在头部鬓发上,头维与曲鬓连线上靠近头维的1/4交点处。

功效主治 ◎偏头痛、口眼歪斜、眩晕、癫痫。◎牙痛、鼻炎、耳鸣。◎小儿惊风。◎感冒。

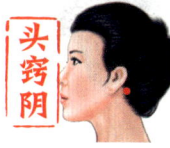

头窍阴

简易取穴 在头部耳后,乳突后上方,天冲与完骨连线上靠近完骨的1/3交点处。

功效主治 ◎耳鸣、耳聋、口苦。◎头痛、眩晕、颈项强直。◎高血压。

简易取穴 在头部，耳后乳突的后下方凹陷处，或耳垂后面的凸骨下方沿后缘，触摸上方的骨头，有一浅凹处。

功效主治 ◎失眠。◎颈项肌肉痉挛、偏头痛、癫痫、口眼歪斜、面神经麻痹。◎牙痛。◎咽喉肿痛、面颊肿痛。

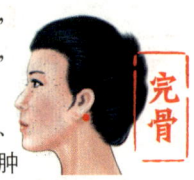

完骨

简易取穴 在头部，前发际上0.5寸，神庭旁开3寸，神庭与头维连线处的内2/3与外1/3的交点处。

功效主治 ◎小儿惊风。◎头痛、眩晕、脑中风、偏瘫、大脑发育不全、癫痫。◎目赤肿痛。

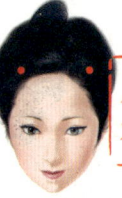

本神

简易取穴 在头部前额，当双眼直视前方时，位于瞳孔正上方，眉上1寸处。

功效主治 ◎头痛、眩晕、面神经麻痹。◎目痛、近视、夜盲、眼睑下垂、迎风流泪。

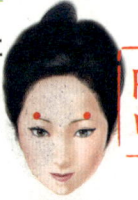

阳白

简易取穴 在头部，当双眼直视前方时，位于瞳孔正上方入前发际0.5寸，神庭与头维连线的中点处。

功效主治 ◎结膜炎、鼻窦炎、慢性鼻炎。◎头痛。◎小儿惊风。

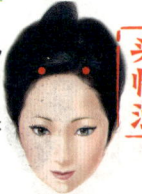

头临泣

简易取穴 在颈部，枕骨之下，与风府相平，胸锁乳突肌与斜方肌上端之间的凹陷处。

功效主治 ◎感冒。◎头痛、眩晕、癫痫、脑中风。◎目赤肿痛、咽喉肿痛、鼻塞、鼻出血、鼻窦炎、耳鸣。◎失眠。◎颈项疼痛、肩关节炎。

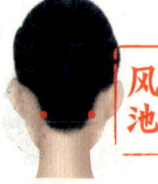

风池

肩井

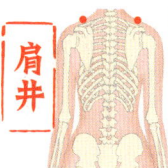

简易取穴 在肩上，大椎穴与肩峰连线的中点处。

功效主治 ◎高血压。◎神经衰弱。◎乳腺炎、功能性子宫出血。◎落枕、颈项肌痉挛、肩背痛。◎小儿麻痹后遗症、中风后遗症。

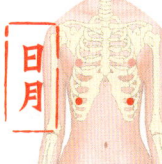

日月

简易取穴 在上腹部，乳头直下，第七肋间隙，身体前正中线旁开4寸。

功效主治 ◎呕吐、吞酸、呃逆、胃痛、胃溃疡、黄疸、急慢性肝炎、胆囊炎。◎胁肋胀痛。

带脉

简易取穴 在侧腹部，第十一肋骨游离端下方垂线与肚脐水平线的交点处，或章门穴下1.8寸处。

功效主治 ◎月经不调、子宫内膜炎、子宫脱垂、附件炎、盆腔炎、闭经、腰痛、疝气。◎腹泻、肠炎。◎带状疱疹。◎胁痛。

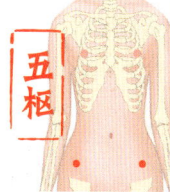

五枢

简易取穴 在侧腹部，髂前上棘的前方，与脐下3寸相平处。

功效主治 ◎月经不调、白带异常、子宫内膜炎、子宫脱垂、疝气、睾丸炎、精囊炎。◎腹痛、便秘。

环跳

简易取穴 在大腿外侧部，侧卧屈腿时，位于股骨大转子最高凸点与骶管裂孔连线靠近股骨大转子最高凸点的1/3交点处。

功效主治 半身不遂、坐骨神经痛、髋关节炎、周围软组织炎。

风市

简易取穴 在大腿外侧部的中线上，腘横纹上7寸处，或直立垂手时，位于中指指尖处。

功效主治 ◎头痛、头晕、下肢痿痹、坐骨神经痛。脑中风后遗症、小儿麻痹后遗症。◎皮肤瘙痒、脚气病。◎膝关节炎。

中渎

简易取穴 在大腿外侧，风市下2寸，腘横纹上5寸，股外侧肌与股二头肌之间。

功效主治 ◎坐骨神经痛、下肢痿痹、半身不遂、脑中风后遗症。◎脚气病。◎膝关节炎。

膝阳关

简易取穴 在膝外侧，阳陵泉上3寸，股骨外上髁上方的凹陷处。

功效主治 ◎半身不遂、小腿麻木。◎脚气病。◎膝关节肿痛。

阳陵泉

简易取穴 在小腿外侧，腓骨头前下方的凹陷处。

功效主治 ◎黄疸、口苦、呕吐、肝炎、胆囊炎、胆道蛔虫症。◎脚气病。◎小儿惊风、胁肋疼痛、下肢痿痹、坐骨神经痛。◎膝关节炎、肩痛。

阳交

简易取穴 在小腿外侧，外踝尖上7寸，腓骨后缘处。

功效主治 ◎胸胁胀满、下肢痿痹。◎癫狂。

外丘

简易取穴 在小腿外侧,外踝尖上7寸,腓骨前缘处。

功效主治 ◎胸胁胀满。◎颈项强痛、下肢痿痹。◎癫狂、狂犬病毒不出。

光明

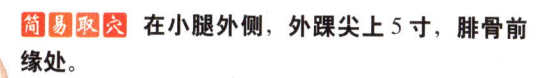

简易取穴 在小腿外侧,外踝尖上5寸,腓骨前缘处。

功效主治 ◎视神经萎缩、白内障、目痛、夜盲、目视不明。◎乳房胀痛、乳汁分泌不足。◎膝痛。

悬钟

简易取穴 在小腿外侧,外踝尖上3寸,腓骨前缘处。

功效主治 ◎咽喉肿痛。◎痔疮。◎便秘。◎脚气病。◎动脉硬化。◎颈项疼痛、偏头痛、坐骨神经痛、膝关节炎、胸胁胀痛、下肢痿痹。

丘墟

简易取穴 在足外踝的前下方,趾长伸肌腱的外侧凹陷处。

功效主治 ◎脚气病。◎胆囊炎、疟疾。◎胸胁胀痛、下肢痿痹、坐骨神经痛、外踝肿痛、小腿抽筋。

足临泣

简易取穴 在足背外侧,第四跖趾关节的后方,小趾伸肌腱的外侧凹陷处。

功效主治 ◎偏头痛、胁肋疼痛、足背肿痛、偏瘫。◎目赤肿痛、目眩、目涩、牙痛。◎哮喘。◎疟疾。◎乳痈、乳胀、月经不调。◎心悸。

简易取穴 在足第四趾末节外侧，指甲角旁0.1寸处。

功效主治 ◎偏头痛、失眠、多梦、肋间神经痛。◎目赤肿痛、耳鸣、耳聋、咽喉肿痛。◎发热。◎高血压。◎足背肿痛。

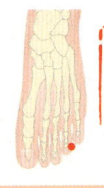

足窍阴

国医小课堂

按摩时的常用介质

◎**滑石粉或痱子粉**：具有清凉止痒、祛湿养肤的作用，适用于易出汗体质或夏天天热汗多者。

◎**凡士林**：具有润滑肌肤，减少摩擦的作用，适用于穴位及脚底按摩。

◎**鲜奶按摩膏**：具有润滑肌肤的作用，适宜给皮肤干燥者按摩时使用。

◎**生姜汁**：生姜捣烂取汁，或将生姜片浸入75%浓度的酒精中浸泡5~7日，其具有散寒理气、温经通脉的作用，适宜给感受风寒及寒凝气滞者按摩时使用。

◎**薄荷水**：薄荷脑0.25克，75%的酒精100毫升混匀，具有清凉解表、清暑退热的作用，适宜给小儿发热及风热外感者按摩时使用。

◎**白酒或药酒**：具有温经止痛、活血通络的作用，适宜给跌打损伤所致的红肿疼痛等外伤性疾病者按摩时使用。

◎**红花油**：内含冬青油、红花、薄荷脑等中药，具有通经活络、活血止痛的作用，适宜给关节肌肉扭伤或跌打损伤者按摩时使用。

◎**按摩精油**：具有分子细小，高渗透性的特点，可快速渗透至血管及淋巴管，达到促进循环、排除毒素、增强免疫力的作用。适用于美容、美体、缓解疲劳等按摩。

◎**香油或植物油**：具有活血补益的作用，适用于病后虚弱和年老体弱者，也可用于婴幼儿按摩。

第九节 足太阳膀胱经及所属腧穴定位图谱

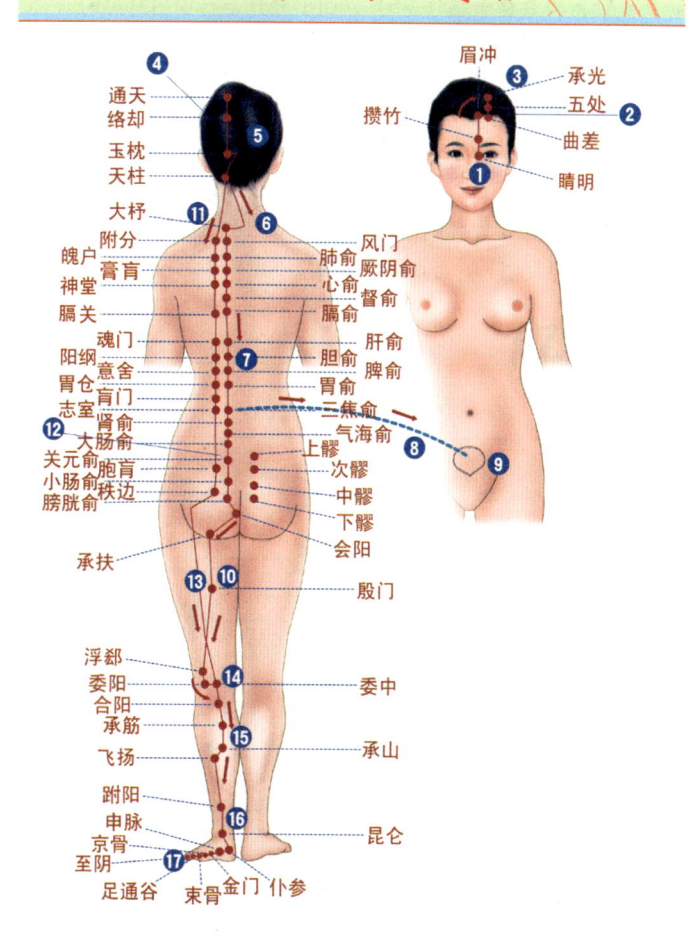

背面穴位：
- ❹ 通天、络却、玉枕、天柱
- ❺
- 大杼 ⓫
- ❻
- 附分、魄户、膏肓、神堂、膈关、魂门、阳纲、意舍、胃仓、志室 ⓬
- 肾俞、大肠俞、关元俞、胞肓、小肠俞、秩边、膀胱俞
- ❼
- 肺俞、厥阴俞、心俞、督俞、膈俞、肝俞、胆俞、脾俞、胃俞、三焦俞、气海俞
- 上髎、次髎、中髎、下髎、会阳
- 承扶
- ⓭ ❿
- 殷门
- 浮郄、委阳、合阳、承筋、飞扬、跗阳、申脉、京骨、至阴、足通谷
- ⓮ 委中
- ⓯ 承山
- ⓰ 昆仑
- ⓱ 束骨 金门 仆参

正面穴位：
- 眉冲
- ❸ 承光
- 攒竹　五处 ❷
- 曲差
- ❶ 睛明
- 风门
- ❽
- ❾

53

循行路线

起于目内眦（睛明，见1），经上额（见2），交会于巅顶（见3）；巅顶部支脉：从头顶到颞颥部（见4），巅顶部直行的脉从头顶入里联络于脑（见5），回出分开下行项后（见6），沿肩胛内侧，夹脊柱，到达腰部（见7），从脊旁肌肉进入体腔，联络肾脏（见8），属于膀胱（见9）；腰部的支脉：向下通过臀部，进入腘窝中（见10）；后项的支脉：通过肩胛骨内缘直下（见11），经过臀部下行（见12），沿着大腿后外侧（见13），与腰部下来的支脉会合于腘窝中（见14），从此向下，通过腓肠肌（见15），出于外踝的后面（见16），沿着第五跖骨粗隆，至小趾外侧端（至阴），与足少阴经相接（见17）。

知识链接

十二经脉流注图

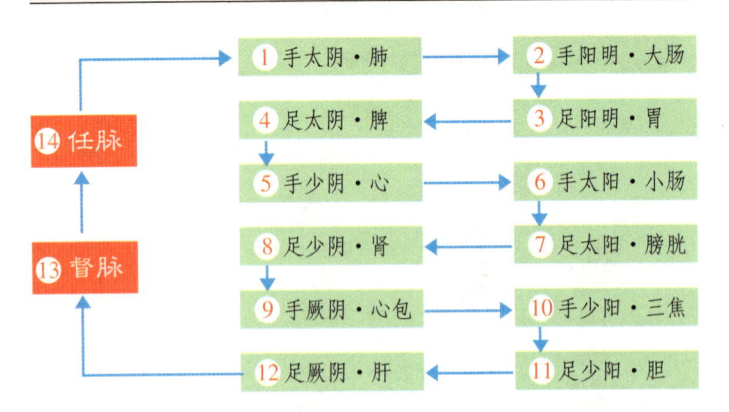

	① 手太阴·肺	② 手阳明·大肠
⑭ 任脉	④ 足太阴·脾	③ 足阳明·胃
	⑤ 手少阴·心	⑥ 手太阳·小肠
⑬ 督脉	⑧ 足少阴·肾	⑦ 足太阳·膀胱
	⑨ 手厥阴·心包	⑩ 手少阳·三焦
	⑫ 足厥阴·肝	⑪ 足少阳·胆

注：十二经脉的循行有一定的方向，或上行，或下行，十二经脉之间可以连贯起来，构成环状的流注关系。

睛明

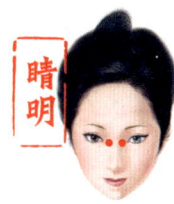

简易取穴 在面部,目内眦角稍上方凹陷处。

功效主治 ◎目视不明、目赤肿痛、迎风流泪、近视、散光、视神经炎、视神经萎缩、夜盲、色盲等多种眼部疾病。◎急性腰痛。◎功能性遗尿、坐骨神经痛。

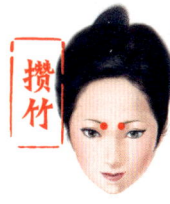

攒竹

简易取穴 在面部,眉毛内侧,眶上切迹处,或眉毛内侧边缘凹陷处。

功效主治 ◎头痛、口眼歪斜、面神经麻痹。◎眼睛疲劳、目赤肿痛、目视不明、眼睑下垂、迎风流泪。◎腰扭伤、腰痛。

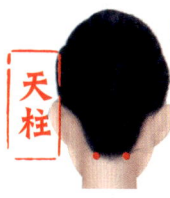

天柱

简易取穴 在颈部,斜方肌外缘,后发际凹陷处,或后发际正中旁开1.3寸处。

功效主治 ◎头痛、眩晕、晕车。◎目赤肿痛、目视不明、鼻塞。◎颈项强直、肩背疼痛。◎高血压。

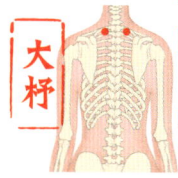

大杼

简易取穴 在背部,第一胸椎棘突下,旁开1.5寸处。

功效主治 ◎咳嗽、发热、头痛。◎颈椎病、肩背痛。

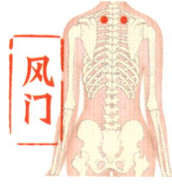

风门

简易取穴 在背部,第二胸椎棘突下,旁开1.5寸处。

功效主治 ◎感冒、发热、咳嗽、支气管炎、肺炎、百日咳。◎颈部肌肉痉挛、胸背痛。◎荨麻疹。

简易取穴 在背部，第三胸椎棘突下，旁开1.5寸处。

功效主治 ◎咳嗽、气喘、肺炎、肺结核、咳血、盗汗、鼻塞。◎皮肤瘙痒、荨麻疹。

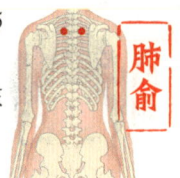

肺俞

简易取穴 在背部，第四胸椎棘突下，旁开1.5寸处。

功效主治 ◎心脏病、心痛、心悸、胸闷。◎神经衰弱、肋间神经痛。◎咳嗽、呕吐。

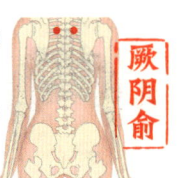

厥阴俞

简易取穴 在背部，第五胸椎棘突下，旁开1.5寸处。

功效主治 ◎心烦、心悸、冠心病、心绞痛。◎失眠、健忘、神经衰弱、癫狂。◎癫痫、肋间神经痛。◎咳嗽、吐血、盗汗。◎遗精。

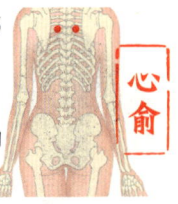

心俞

简易取穴 在背部，第六胸椎棘突下，旁开1.5寸处。

功效主治 ◎心痛、胸闷、气喘。◎胃痛、腹痛、腹胀、呃逆。

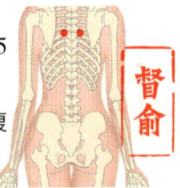

督俞

简易取穴 在背部，第七胸椎棘突下，旁开1.5寸处。

功效主治 ◎胃痛、吐血、呕吐、呃逆、厌食、便血。◎咳嗽、气喘、盗汗。◎贫血。

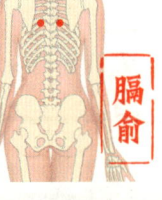

膈俞

肝俞

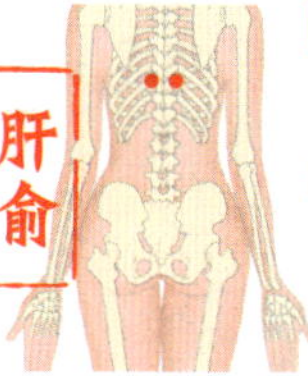

简易取穴 在背部，第九胸椎棘突下，旁开1.5寸处。

功效主治 ◎胃炎、肝炎、胆囊炎。◎胁痛。◎神经衰弱、眩晕、癫痫、狂症。◎月经不调。◎眼睑下垂、目赤、视物不清、夜盲、鼻出血。

胆俞

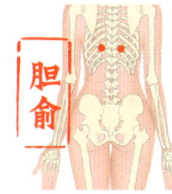

简易取穴 在背部，第十胸椎棘突下，旁开1.5寸处。

功效主治 ◎黄疸、口苦、呕吐、厌食。◎感冒、支气管炎、肺炎、肺结核、盗汗、百日咳。◎荨麻疹。

脾俞

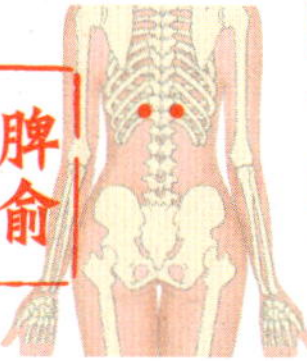

简易取穴 在背部，第十一胸椎棘突下，旁开1.5寸处。

功效主治 ◎胃痛、胃溃疡、胃炎、胃下垂、呕吐、腹胀、泄泻、痢疾、便血、消化不良。◎黄疸、肝炎。◎背痛。◎水肿。◎糖尿病。

胃俞

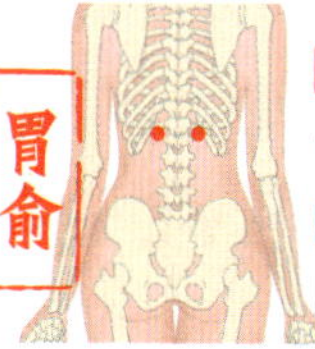

简易取穴 在背部，第十二胸椎棘突下，旁开1.5寸处。

功效主治 ◎胃痛、胃下垂、胃痉挛、呕吐、腹胀、肠鸣。◎胸胁痛。◎胰腺炎、糖尿病。

三焦俞

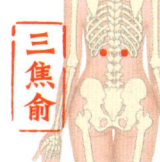

简易取穴 在背部，第一腰椎棘突下，旁开1.5寸处。

功效主治 ◎腹胀、肠鸣、胃炎、肠炎、泄泻、痢疾。◎水肿、小便不利、肾炎。◎腰背疼痛。◎神经衰弱。

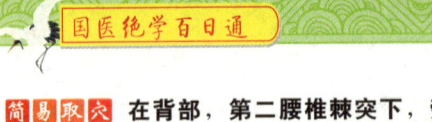

简易取穴 在背部，第二腰椎棘突下，旁开1.5寸处。

功效主治 ◎水肿、小便不利、肾炎、尿路感染、尿毒症。◎耳鸣、耳聋。◎月经不调、白带异常、遗精、遗尿、阳痿。◎半身不遂。◎腰痛。

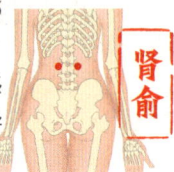

肾俞

简易取穴 在腰部，第三腰椎棘突下，旁开1.5寸处。

功效主治 ◎腰痛。◎痛经。◎腹胀、肠鸣、痔疮。

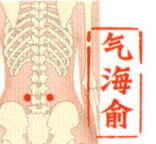

气海俞

简易取穴 在背部，第四腰椎棘突下，旁开1.5寸处。

功效主治 ◎腹胀、泄泻、肠出血、便秘、痢疾、阑尾炎、痔疮。◎腰痛、坐骨神经痛。

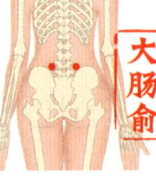

大肠俞

简易取穴 在背部，第五腰椎棘突下，旁开1.5寸处。

功效主治 ◎腰酸背痛、手脚冰冷。◎小便不利、尿频、小儿遗尿。◎腹胀、泄泻。

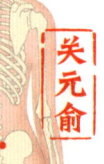

关元俞

简易取穴 在骶部，骶正中嵴旁1.5寸，与第一骶后孔相平处。

功效主治 ◎遗精、遗尿、尿血、白带异常、盆腔炎、淋病、疝气。◎肠炎、腹痛、泄泻、痢疾。◎骶髂关节炎、腰痛。

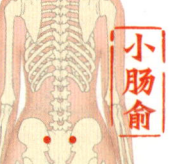

小肠俞

膀胱俞

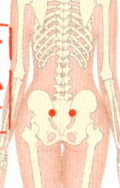

简易取穴 在骶部,骶正中旁1.5寸,与第二骶后孔相平处。

功效主治 ◎小便不利、尿频、遗尿、膀胱结石。◎泄泻、便秘、痢疾。◎腰脊强痛、坐骨神经痛。◎糖尿病。◎子宫内膜炎、遗精。

会阳

简易取穴 在骶部,尾骨端旁开0.5寸处。

功效主治 ◎泄泻、痢疾、痔疮。◎淋病、阳痿、白带异常。

承扶

简易取穴 在大腿后面,臀下横纹的中点处。

功效主治 ◎便秘、痔疮。◎坐骨神经痛、下肢痿痹、肌肉疼痛、小儿麻痹后遗症。

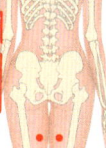

殷门

简易取穴 在大腿后面,承扶与委中的连线上,承扶下6寸处。

功效主治 腰腿痛、下肢麻痹、瘫痪、小腿抽筋、小儿麻痹后遗症。

委阳

简易取穴 在腘横纹外侧端,股二头肌腱的内侧处。

功效主治 ◎腹胀。◎水肿、小便不利、肾炎、膀胱炎。◎腰背肌痉挛、腰脊疼痛、下肢挛急。

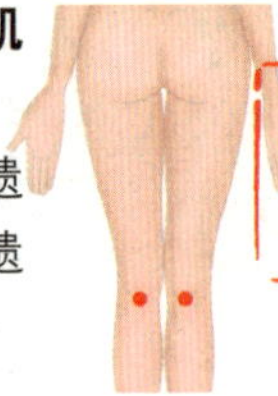

简易取穴 在腘横纹中点，股二头肌腱与半腱肌腱的中间处。

功效主治 ◎肠炎、腹痛、痔疮。◎小便不利、遗尿。◎腰痛、下肢痿痹、坐骨神经痛、脑中风后遗症。◎丹毒、荨麻疹、湿疹、皮肤瘙痒、疔疮。

委中

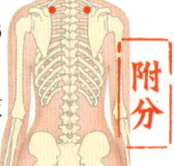

简易取穴 在背部，第二胸椎棘突下，旁开3寸处。

功效主治 ◎颈项疼痛、颈项部肌肉痉挛、上肢麻木、肋间神经痛、肩背疼痛。◎肺炎。

附分

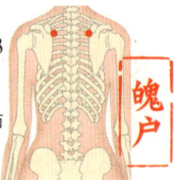

简易取穴 在背部，第三胸椎棘突下，旁开3寸处。

功效主治 ◎咳嗽、气喘、支气管炎、肺炎、肺结核。◎肩背疼痛、颈部肌肉痉挛。

魄户

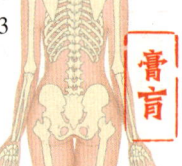

简易取穴 在背部，第四胸椎棘突下，旁开3寸处。

功效主治 ◎咳嗽、气喘、支气管炎、肺结核。◎阴虚盗汗。◎健忘。◎遗精。

膏肓

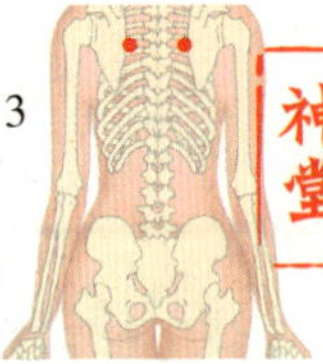

简易取穴 在背部，第五胸椎棘突下，旁开3寸处。

功效主治 ◎心脏病。◎胸闷、背痛。◎咳嗽、气喘。◎神经衰弱、精神分裂。

神堂

膈关

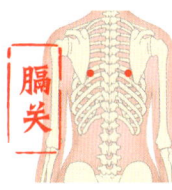

简易取穴 在背部，第七胸椎棘突下，旁开3寸处。

功效主治 ◎呕吐、呃逆、嗳气、胃出血。◎肋间神经痛、颈背疼痛。◎厌食。

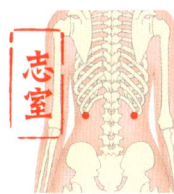

志室

简易取穴 在腰部，第二腰椎棘突下，旁开3寸处。

功效主治 ◎遗精、阳痿、阴中肿痛、月经不调、前列腺炎、腰脊强痛。◎小便不利、肾炎、肾盂肾炎。◎头晕目眩、耳鸣、耳聋。

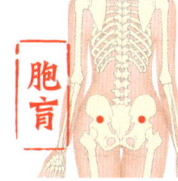

胞肓

简易取穴 在臀部，与第二骶后孔相平，骶正中嵴旁开3寸处。

功效主治 ◎肠鸣、腹胀、便秘。◎小便不利。◎子宫脱垂。◎下腹疼痛、腰脊痛。

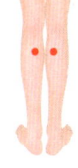

合阳

简易取穴 在小腿后面，委中与承山的连线上，委中下2寸处。

功效主治 ◎腰脊强痛、下肢痿痹。◎疝气、崩漏。

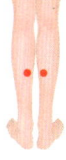

承筋

简易取穴 在小腿后面，委中与承山的连线上，腓肠肌肌腹中央，委中下5寸处。

功效主治 ◎痔疮。◎鼻出血。◎腰腿拘急疼痛、下肢麻痹、坐骨神经痛。

61

简易取穴 在小腿后面,当伸直小腿时,腓肠肌肌腹下出现的尖角凹陷处。

功效主治 ◎腰腿拘急疼痛、下肢麻痹、半身不遂、腓肠肌痉挛、坐骨神经痛、下肢瘫痪。◎痔疮、便秘。◎脚气病。

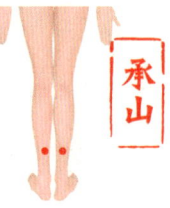

承山

简易取穴 在小腿后面,外踝后昆仑穴上7寸,承山外下方1寸处。

功效主治 ◎鼻塞、鼻出血。◎肾炎、膀胱炎。◎痔疮。◎头痛、目眩。◎风湿性关节炎、腰背痛、腿软无力、腓肠肌痉挛。

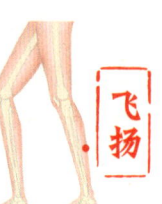

飞扬

简易取穴 在足部外踝后方,外踝尖与跟腱之间的凹陷处。

功效主治 ◎高血压。◎鼻出血。◎难产。◎癫痫、头痛、目眩、颈部痉挛、腰痛、下肢麻痹、坐骨神经痛、足跟肿痛。

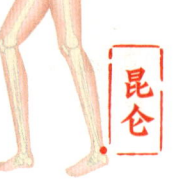

昆仑

简易取穴 在足部外侧部,外踝直下方的凹陷处。

功效主治 ◎目赤肿痛、眼睑下垂。◎失眠、精神分裂症。◎头痛、癫痫。◎踝关节扭伤、足外翻。

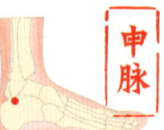

申脉

简易取穴 在足外侧,第五跖骨粗隆下方,赤白肉际处。

功效主治 ◎头痛、癫痫。◎颈项强直、腰腿疼痛。

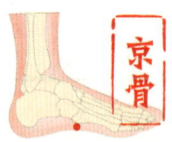

京骨

至阴

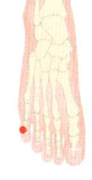

简易取穴 在足小趾末节外侧，趾甲角旁0.1寸处。

功效主治 ◎胎位不正、难产、胞衣不下。◎神经性头痛、偏瘫。◎鼻塞、鼻出血。◎目赤肿痛，眼睑下垂。

国医小课堂

按摩中异常情况的处理

◎晕厥

晕厥是在按摩过程中常见的情况，遇到这种情况，千万不要紧张，一定要沉着冷静对待。

被按摩者晕厥一是因为被按摩者身体虚弱、精神过度紧张或者过度疲劳、饥饿所引起的；二是因为按摩者手法太重或者按摩时间太长。这两种情况下，被按摩者常会出现头晕、恶心、面色苍白、四肢发凉、出冷汗，甚至昏迷。

晕厥发生后可采取下列方法进行处理：立即让被按摩者平卧好，以此来改善脑部的血液供应。同时，解开被按摩者的衣领扣和腰带，以保持呼吸通畅。轻揉人中、内关、外关、合谷、涌泉等穴位。有条件的情况下可给被按摩者吸氧，迅速改善脑供氧。密切观察血压、脉搏变化，发现被按摩者血压下降或心率过快、缓慢，应尽快送到有条件的医院救治。

◎皮肤破皮

当用擦法、摩法、揉法等按摩手法时，经常会使患者皮肤受到损伤，遇到这种情况，应立即停止按摩，并给破损皮肤进行消毒处理。

◎骨折

按摩的过程中发生骨折的情况并不多，但若是被按摩者感觉不适，也应立即去医院检查，以免贻误病情。

第十节 足少阴肾经及所属腧穴定位图谱

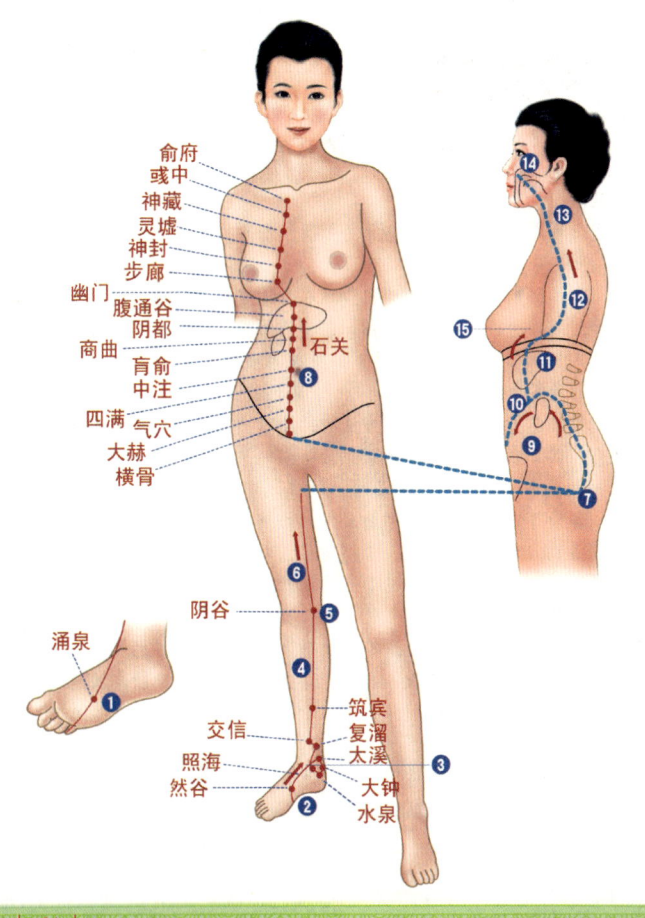

俞府
彧中
神藏
灵墟
神封
步廊
幽门
腹通谷
阴都
商曲
肓俞
中注
四满
气穴
大赫
横骨
石关
阴谷
筑宾
复溜
太溪
交信
照海
然谷
大钟
水泉
涌泉

64

循行路线

起于足小趾之下，斜向足心（涌泉，见1），出于舟骨粗隆下（见2），沿内踝后，进入足跟（见3），再向上行于腿肚内侧（见4），出腘窝的内侧（见5），向上行股内后缘（见6），通向脊柱（长强，属督脉，见7），属于肾脏（终止于锁骨下缘俞府穴，见8），联络膀胱（见9）；肾脏部直行的脉：从肾（见10），向上通过肝和横膈（见11），进入肺中（见12），沿着喉咙（见13），夹于舌根部（见14）；肺部支脉：从肺部出来，联络心脏，流注于胸中，与手厥阴心包经相接（见15）。

知识链接

十二经脉命名依据

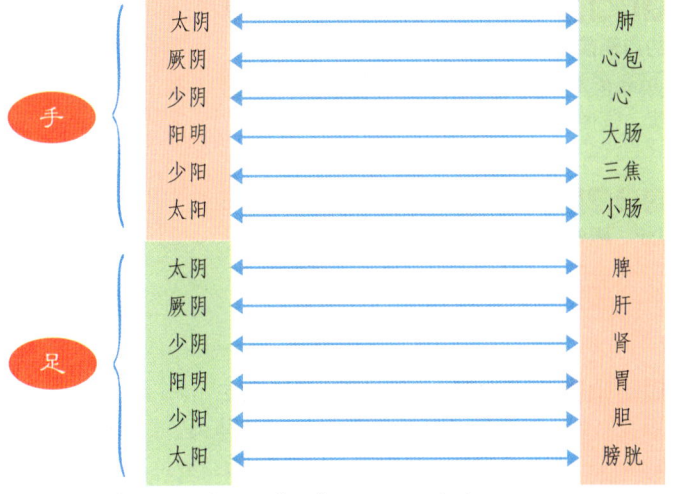

手		
	太阴 ↔	肺
	厥阴 ↔	心包
	少阴 ↔	心
	阳明 ↔	大肠
	少阳 ↔	三焦
	太阳 ↔	小肠

足		
	太阴 ↔	脾
	厥阴 ↔	肝
	少阴 ↔	肾
	阳明 ↔	胃
	少阳 ↔	胆
	太阳 ↔	膀胱

注：十二经脉的名称是根据脏腑、手足、阴阳而定的。

简易取穴 在足底部，卷足时足前部凹陷处，约在足底二、三趾趾缝纹头端与足跟连线的前1/3与后2/3交点处。

功效主治 ◎头痛、眩晕、昏厥、三叉神经痛。◎失眠、神经衰弱、精神分裂症。◎中暑、手足心热。◎小便不利。◎便秘。◎咽喉肿痛、口舌干燥、失声。◎小儿惊风、小儿流涎。

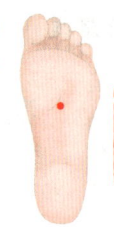

涌泉

简易取穴 在足内侧，内踝后方，内踝尖与跟腱之间的凹陷处。

功效主治 ◎月经不调、阳痿。◎小便频数、泄泻、肾炎。◎糖尿病、贫血。◎失眠、神经衰弱。◎咽喉肿痛、耳鸣。◎咳喘、支气管哮喘。

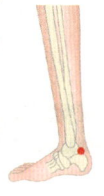

太溪

简易取穴 在足内侧，内踝后下方，跟腱附着部的内侧前方凹陷处。

功效主治 ◎咳血、气喘。◎小便点滴不出、遗尿。◎便秘。◎老年痴呆。◎足跟痛。

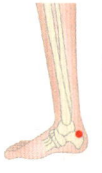

大钟

简易取穴 在足内侧，内踝后下方，太溪穴下1寸，跟骨结节内侧的凹陷处。

功效主治 ◎月经不调、痛经、子宫脱垂。◎小便不利。

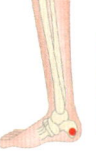

水泉

简易取穴 在足内侧，内踝尖下方的凹陷处。

功效主治 ◎感冒、慢性咽喉炎、扁桃体炎。◎便秘。◎小便不利。◎癫痫、神经衰弱。◎月经不调、痛经、子宫脱垂。◎足部关节炎。

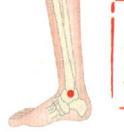

照海

复溜

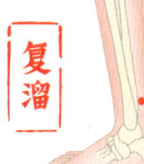

简易取穴 在小腿内侧，太溪直上2寸，跟腱的前方处。

功效主治 ◎腹胀、泄泻。◎盗汗、热病无汗或者汗出不止。◎水肿、肾炎、膀胱炎、尿路感染。◎睾丸炎、子宫出血。◎下肢瘫痪、下肢痿痹。

交信

简易取穴 在小腿内侧，太溪直上2寸，复溜前0.5寸，胫骨内侧缘的后方处。

功效主治 ◎月经不调、崩漏、子宫脱垂、子宫出血。◎泄泻、便秘、痢疾、肠炎。◎下肢疼痛。

筑宾

简易取穴 在小腿内侧，太溪与阴谷的连线上，太溪上5寸，腓肠肌肌腹的内下方处。

功效主治 ◎恶心呕吐。◎肾炎、膀胱炎。◎癫狂。◎白带异常、疝气、睾丸炎。◎小腿疼痛、腓肠肌痉挛。

阴谷

简易取穴 在腘窝内侧，屈膝时，位于半腱肌腱与半膜肌腱之间。

功效主治 ◎阳痿、疝气、睾丸炎、崩漏。◎癫狂。◎腓肠肌痉挛、膝关节疼痛。◎肾炎、膀胱炎。

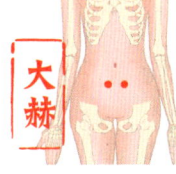

大赫

简易取穴 在下腹部，身体前正中线旁开0.5寸，脐下4寸处。

功效主治 白带异常、子宫脱垂、性冷淡、遗精、阳痿。

简易取穴 在下腹部，身体前正中线旁开0.5寸，脐下3寸处。

功效主治 ◎月经不调、白带异常、阳痿、性冷淡。◎腰部疼痛、小便不利。◎泄泻、痢疾。

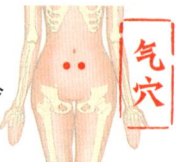

气穴

简易取穴 在腹部，脐旁0.5寸处。

功效主治 ◎呕吐、胃痉挛、肠炎、肠麻痹、腹痛、腹胀、便秘、泄泻。◎月经不调、疝气。◎膀胱炎。◎腰背痛。

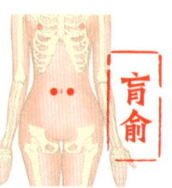

肓俞

简易取穴 在胸部，身体前正中线旁开2寸，第四肋间隙处。

功效主治 ◎咳嗽、气喘、胸胁胀满。◎乳腺炎。◎心脏病。◎呕吐。

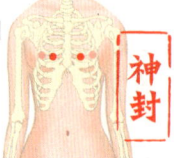

神封

简易取穴 在胸部，身体前正中线旁开2寸，第一肋间隙处。

功效主治 ◎咳嗽、气喘、胸痛、胸膜炎。◎肋间神经痛。◎呕吐、食欲不振。

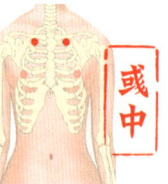

或中

简易取穴 在胸部，身体前正中线旁开2寸，锁骨下缘处。

功效主治 ◎咳嗽、气喘、气管炎、胸痛、胸膜炎。◎肋间神经痛。◎呕吐、食欲不振。◎心脏病。

俞府

第十一节 足太阴脾经及所属腧穴定位图谱

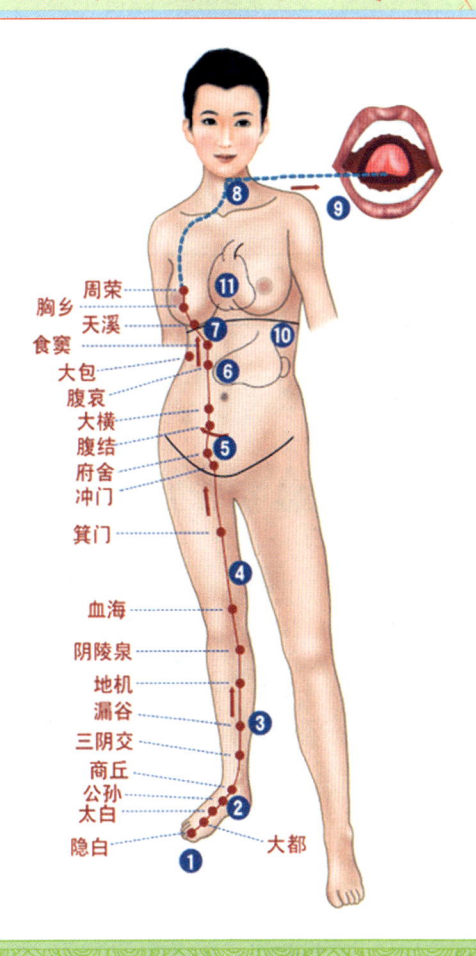

周荣
胸乡
天溪
食窦
大包
腹哀
大横
腹结
府舍
冲门

箕门

血海
阴陵泉
地机
漏谷
三阴交
商丘
公孙
太白
隐白　　大都

循行路线

起于足大趾末端（隐白，见1），沿着大趾内侧赤白肉际，经过大趾本节后的第一跖趾关节后面，上行至内踝前面（见2），再上腿肚，沿着胫骨侧面，交出足厥阴经的前面（见3），经膝股部内侧前缘（见4），进入腹部（见5），属于脾脏，联络胃（见6），通过横膈上行（见7），咽部两旁（见8），连系舌根，分散于舌下（见9）；胃部支脉：向上通过横膈（见10），流注于心中，与手少阴心经相接（见11）。

知识链接

奇经八脉的分布情况及功能

名称	人体分布情况	功能
任脉	人体前正中线	调节全身阴经经气
督脉	人体后正中线	调节全身阳经经气
带脉	环腰一周，状如束带	约束纵行躯干的多条经脉
冲脉	腹部第一侧线	滋养十二经气血
阴维脉	小腿内侧、上行于咽喉	调节六阴经经气
阳维脉	小腿外侧、上行颈项	调节六阳经经气
阴跷脉	小腿内侧、上行目内眦	调节肢体运动，掌管眼睑开合
阳跷脉	小腿外侧、上行目内眦	

注：奇经八脉包括督脉、任脉、冲脉、带脉、阴维脉、阳维脉、阴跷脉、阳跷脉。这八条经脉与人体的脑、髓、骨、脉、胆等有着密切联系，能够沟通十二经脉，将部位相近、功能相似的经脉连接起来，起到统摄经脉气血、贯通全身、协调阴阳的作用，同时对十二经脉气血起到渗灌和蓄积的作用。

隐白

简易取穴 在足大趾末节内侧，指甲角旁0.1寸处。

功效主治 ◎月经过多、崩漏。◎癫狂、噩梦、多梦。◎昏厥、惊风。◎食欲不振、腹胀、吐血。◎尿血、便血。

太白

简易取穴 在足内侧缘，足大趾本节后下方赤白肉际的凹陷处。

功效主治 ◎胃痛、消化不良、腹胀、腹痛、泄泻、痢疾、便秘。◎脚气病。◎胸闷。◎湿疹。

公孙

简易取穴 在足内侧缘，第一跖骨基底的前下方处。

功效主治 ◎胃痛、消化不良、呕吐、腹胀、腹痛、泄泻、痢疾。◎心痛、胸闷。◎水肿。

三阴交

简易取穴 在小腿内侧，内踝尖上3寸，胫骨内侧缘后方处。

功效主治 ◎月经不调、不孕、疝气。◎小便不利、遗尿。◎失眠。◎脚气病。◎消化不良、泄泻、便秘。◎膝关节炎、下肢肿痛。

地机

简易取穴 在小腿内侧，内踝尖与阴陵泉的连线上，阴陵泉下3寸处。

功效主治 ◎消化不良、胃炎、胃溃疡、腹胀、腹痛、肠炎、泄泻。◎水肿、小便不利。◎膝关节炎、下肢肿痛、腰痛、下肢痿痹。◎月经不调、痛经、白带异常、遗精。

71

简易取穴 在小腿内侧，胫骨内侧髁后下方的凹陷处。

功效主治 ◎月经不调、妇人阴痛、白带异常、更年期综合征、阴茎痛、遗精、阳痿。◎腹胀、黄疸、泄泻。◎水肿、尿路感染、小便不利、小便失禁。◎膝关节肿痛。

阴陵泉

简易取穴 在大腿内侧，髌底内侧上端上2寸，股四头肌内侧头的隆起处。

功效主治 ◎月经不调、闭经、崩漏。◎贫血、高血压。◎失眠、头痛。◎食欲不振、便秘。◎湿疹、荨麻疹、丹毒。

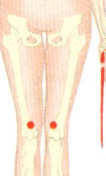

血海

简易取穴 在大腿内侧，血海与冲门的连线上，血海上6寸处。

功效主治 ◎小便不利、遗尿、尿失禁。◎痔疮。◎腹股沟肿痛、下肢麻痹、足部肿痛。

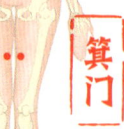

箕门

简易取穴 在腹股沟外侧，距耻骨联合上缘中点3.5寸，髂外动脉搏动处的外侧。

功效主治 ◎腹痛。◎崩漏、白带异常、疝气。◎小便不利。◎心悸。◎气喘。◎小儿抽筋。

冲门

简易取穴 在下腹部，身体前正中线旁开4寸，脐下1.3寸。

功效主治 ◎胃痛、腹痛、腹胀、腹泻、便秘。◎疝气。

腹结

天溪

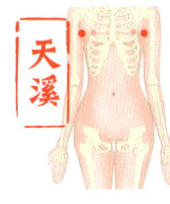

简易取穴 在胸外侧部,身体前正中线旁开6寸,第四肋间隙,或乳中穴外侧2寸处。

功效主治 ◎咳嗽、气喘、胸胁疼痛。◎乳腺炎、乳汁分泌不足。◎心痛、胸闷。◎食欲不振、便秘。

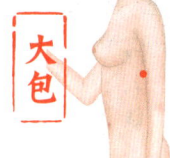

大包

简易取穴 在侧胸部,腋正中线上,第六肋间隙处。

功效主治 ◎咳嗽、气喘、胸胁胀痛。◎全身疼痛、四肢无力。◎消化不良、腹胀、腹痛、肠炎、泄泻。

国医小课堂

中医"手诊"

◎**鼻炎**

急性鼻炎,在中指根部掌指横纹中点略下方,手掌皮肤可见白色或微红斑点;慢性鼻炎,在此处可见凸起的白色或黄色斑点。

◎**咽喉疼痛**

急性咽喉炎,在中指根部掌指横纹中点下方可见灰白色或暗红色斑点;慢性咽喉炎,此处可见凸起的黄色斑点。

◎**胰腺癌**

在手掌小鱼际外侧的边际旁靠上处可见棕黄色的斑点或暗青色斑片。

◎**肝硬化**

在手掌大小鱼际处可见暗红色斑点呈片状,个别患者手上还可见鲜红色"蜘蛛痣"。

第十二节 足阳明胃经及所属腧穴定位图谱

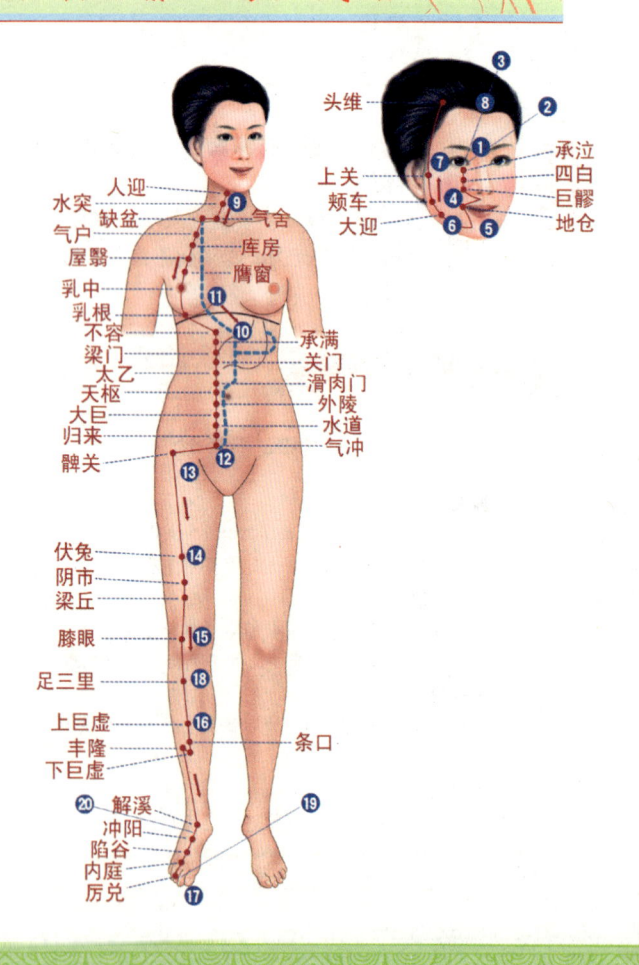

头维　　承泣
上关　　四白
颊车　　巨髎
大迎　　地仓

人迎　　气舍
水突　　库房
缺盆　　膺窗
气户
屋翳
乳中
乳根
不容　　承满
梁门　　关门
太乙　　滑肉门
天枢　　外陵
大巨　　水道
归来　　气冲
髀关

伏兔
阴市
梁丘
膝眼
足三里
上巨虚　　条口
丰隆
下巨虚
解溪
冲阳
陷谷
内庭
厉兑

循行路线

起于鼻翼两侧（迎香），上行到鼻根部（见1），与旁侧足太阳经交会（见2），向下沿着鼻的外侧（承泣，见3），进入上齿龈内（见4），回出环绕口唇，向下交会于颏唇沟承浆（任脉）处（见5），再向后沿着口腮后下方，出于下颌大迎处（见6），沿着下颌角颊车，上行耳前，经过上关（足少阳经，见7），沿着发际，到达前额（神庭，见8）；面部支脉：从大迎前下走人迎，沿着喉咙，进入缺盆部（见9），向下通过横膈，属于胃，联络脾脏（见10）；缺盆部直行的脉：经乳头，向下夹脐旁，进入少腹两侧气冲（见11）；胃下口部支脉：沿着腹里向下到气冲会合（见12），再由此下行至髀关（见13），直抵伏兔部（见14），下至膝盖（见15），沿着胫骨外侧前缘（见16），下经足跗，进入第二足趾外侧端（厉兑，见17）；胫部支脉：从膝下3寸（足三里）处分出（见18），进入足中趾外侧（见19）；足跗部支脉：从足背（冲阳）分出，进入足大趾内侧端（隐白），与足太阴脾经相接（见20）。

知识链接

十二经脉对应的郄穴

经脉	郄穴	经脉	郄穴
手太阴肺经	孔最	足太阴脾经	地机
手少阴心经	阴郄	足厥阴肝经	中都
手厥阴心包经	郄门	足少阴肾经	水泉
手阳明大肠经	温溜	足阳明胃经	梁丘
手太阳小肠经	养老	足少阳胆经	外丘
手少阳三焦经	会宗	足太阳膀胱经	金门

注：郄穴是人体专门用于治疗急病的灵药，十二经脉各有一个郄穴，有助于诊断和治疗疾病。

简易取穴 在面部,当双眼直视前方时,位于瞳孔正下方,眼球与眶下缘之间,或四白穴上0.3寸。

功效主治 ◎目赤肿痛流泪、角膜炎、视神经萎缩、眼肌痉挛、夜盲、近视、黑眼圈。◎口眼歪斜、面部痉挛、头晕、目眩。

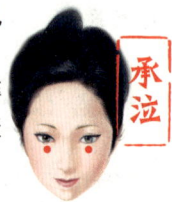

承泣

简易取穴 在面部,当双眼直视前方时,位于瞳孔正下方的眶下孔凹陷处,或瞳孔下2厘米。

功效主治 ◎眼睛疲劳、目赤肿痛、近视、老花眼。◎头痛、头晕目眩、面部疼痛、三叉神经痛、口眼歪斜。◎胆道蛔虫症。

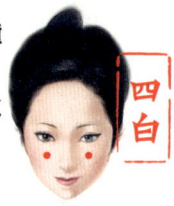

四白

简易取穴 在面部,当双眼直视前方时,位于瞳孔正下方,与鼻翼下缘相平,或位于鼻唇沟外侧,眼睛正中线上。

功效主治 ◎口眼歪斜、三叉神经痛、面神经麻痹。◎鼻炎、鼻塞、鼻出血。◎牙龈肿痛。

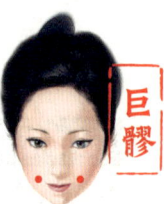

巨髎

简易取穴 在面部,当双眼直视前方时,位于瞳孔正下方,口角外侧处。

功效主治 ◎口眼歪斜、言语障碍。◎高血压。◎湿疹。◎口角流涎、口臭。

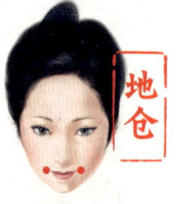

地仓

简易取穴 在面部侧面,下颌角前方,咬肌附着部前缘,或嘴唇斜下,下巴骨的凹陷处。

功效主治 ◎面颊肿痛、口眼歪斜。◎牙龈炎。

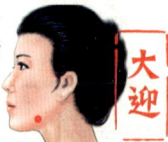

大迎

颊车

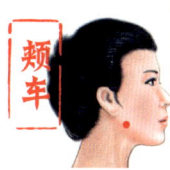

简易取穴 在面颊部,下颌角前上方约一横指处,或做咀嚼动作时,肌肉隆起处,用手按下有凹陷感。

功效主治 ◎口眼歪斜、颈部肌肉痉挛。◎牙周炎。◎昏迷。

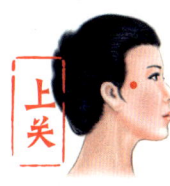

上关

简易取穴 在耳前,下关正上方,颧弓的上缘凹陷处。

功效主治 ◎耳鸣、耳聋、脓耳、重听。◎牙痛。◎偏头痛、面部疼痛、口眼歪斜、三叉神经痛。◎癫狂。◎小儿惊风。

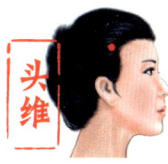

头维

简易取穴 在头侧部,额角发际上0.5寸,头正中线旁4.5寸处。

功效主治 ◎头痛、头晕目眩。◎目赤肿痛、迎风流泪。◎三叉神经痛。

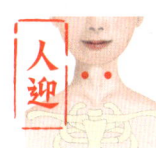

人迎

简易取穴 在颈部,喉结旁,胸锁乳突肌的前缘,颈动脉跳动处,或喉结外侧3厘米处。

功效主治 ◎胸闷、气喘、头晕、心悸、高血压。◎咽喉肿痛。◎慢性胃炎。◎关节炎。

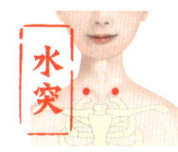

水突

简易取穴 在颈部,胸锁乳突肌前缘,人迎与气舍连线的中点,或胸锁关节上1寸处。

功效主治 ◎咳嗽、气管炎、声音沙哑、咽喉肿痛。◎甲状腺肿瘤。

简易取穴 在颈部，锁骨内侧端的上缘，胸锁乳突肌的胸骨头与锁骨头之间，距胸骨正中1.5寸处。

功效主治 ◎咽喉肿痛、气喘、呃逆。◎颈项肌肉痉挛。◎甲状腺肿瘤。

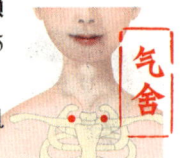

气舍

简易取穴 在锁骨上窝中央，身体前正中线旁开4寸处。

功效主治 ◎咳嗽、咽喉肿痛、哮喘。◎胸痛。◎颈部肿大。

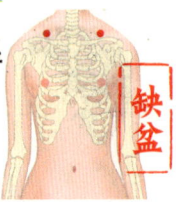

缺盆

简易取穴 在胸部，身体前正中线旁开4寸，锁骨中点下缘。

功效主治 ◎咳嗽、哮喘。◎呃逆。◎胸胁胀满。

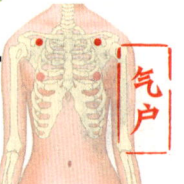

气户

简易取穴 在胸部，身体前正中线旁开4寸，第三肋间隙处。

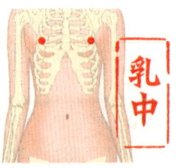

功效主治 ◎咳嗽、哮喘。◎胸胁胀痛。◎乳汁分泌不足、乳腺炎。

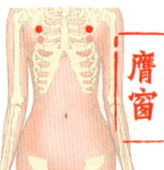

膺窗

简易取穴 在胸部，身体前正中线旁开4寸，第四肋间隙，乳头中央处。

功效主治 ◎咳嗽、哮喘、咽喉肿痛。◎锁骨上窝痛、颈部肿大。◎乳汁分泌不足。

乳中

乳根

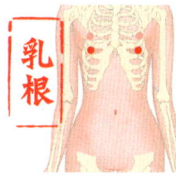

简易取穴 在胸部，乳头直下方，乳房根部，第五肋间隙，距前正中线4寸处。

功效主治 ◎咳嗽、气喘。◎胸闷、胸痛。◎乳汁分泌不足、乳腺炎。◎心肌梗死。

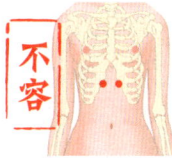

不容

简易取穴 在上腹部，身体前正中线旁开2寸，脐上6寸处。

功效主治 ◎呕吐、食欲不振、胃炎、胃下垂。◎腹胀。

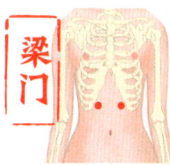

梁门

简易取穴 在上腹部，身体前正中线旁开2寸，脐上4寸。

功效主治 ◎呕吐、食欲不振、胃炎、胃溃疡、胃下垂。◎腹胀、泄泻。

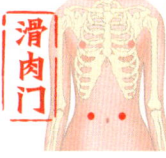

滑肉门

简易取穴 在上腹部，身体前正中线旁开2寸，脐上1寸处。

功效主治 ◎呕吐、消化不良、胃痛、胃下垂。◎腹泻、便秘。◎癫痫。◎吐舌。

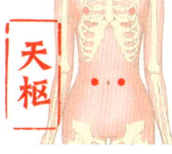

天枢

简易取穴 在腹中部，脐旁2寸处。

功效主治 ◎消化不良。◎腹胀、肠鸣、绕脐腹痛、便秘、泄泻、痢疾。◎月经不调、痛经。◎阑尾炎。◎中暑。◎感冒。

简易取穴 在下腹部，身体前正中线旁开2寸，脐下2寸处。

功效主治 ◎慢性肠炎。◎小腹胀满、小便不利、肾炎、膀胱炎。◎不孕、月经不调、疝气、遗精、早泄。◎高血压、糖尿病。

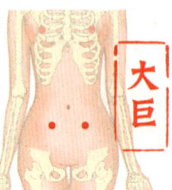

大巨

简易取穴 在下腹部，身体前正中线旁开2寸，脐下3寸处。

功效主治 ◎水肿、小便不利、小腹胀满、尿道炎、膀胱炎。◎痛经、不孕、疝气。◎糖尿病。

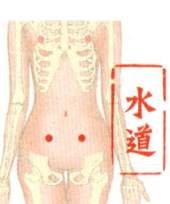

水道

简易取穴 在腹股沟稍上方，身体前正中线旁开2寸，脐下5寸处。

功效主治 ◎月经不调、不孕、卵巢炎、子宫内膜炎、遗精、疝气。◎腹痛。◎尿道炎、膀胱炎。

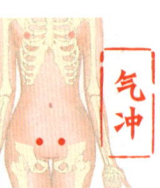

气冲

简易取穴 在大腿前面，髂前上棘与髌底外侧端的连线上，髌底上6寸。

功效主治 ◎膝关节炎、腰膝冷痛、下肢痿痹。◎脚气病。◎疝气。

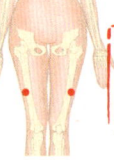

伏兔

简易取穴 大腿前面，髂前上棘与髌底外侧端的连线上，髌底上2寸处。

功效主治 ◎急性胃痛、胃痉挛、胃酸过多。◎腹泻。◎膝关节疼痛、下肢不遂。◎乳腺炎。

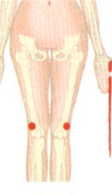

梁丘

膝眼

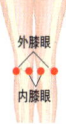

简易取穴 屈膝时，位于髌韧带两侧的凹陷处，内侧的为内膝眼，外侧的为外膝眼。

功效主治 ◎膝关节痛、腿痛。◎脚气病。

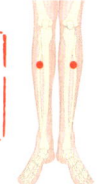

足三里

简易取穴 在小腿前外侧，膝眼穴下3寸，距胫骨前缘一横指处。

功效主治 ◎咳嗽、气喘。◎胃痛、消化不良、呕吐、呃逆、腹胀、腹痛、肠鸣、腹泻、痢疾。◎心悸、气短、头晕。◎失眠、忧郁、神经衰弱、癫狂。◎脚气病。◎水肿。◎高血压。◎乳腺炎。◎膝关节痛、下肢痿痹。

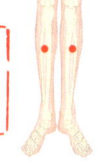

上巨虚

简易取穴 在小腿前外侧，膝眼穴下6寸，距胫骨前缘一横指处。

功效主治 ◎消化不良、胃痉挛、腹痛、泄泻、便秘。◎脚气病。◎下肢痿软、下肢肿痛。◎阑尾炎。

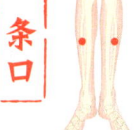

条口

简易取穴 在小腿前外侧，膝眼穴下8寸，距胫骨前缘一横指处。

功效主治 ◎腿部肿痛、下肢痿痹、小腿抽筋、肩臂疼痛。◎胃痛。

下巨虚

简易取穴 在小腿前外侧，膝眼穴下9寸，距胫骨前缘一横指处。

功效主治 ◎急性肠炎、腹泻、腹痛、泄泻、痢疾。◎四肢无力、下肢痿痹。◎乳腺炎、腰脊背痛引起的睾丸痛。

简易取穴 在小腿前外侧，外踝尖上8寸，距胫骨前缘二横指处。

功效主治 ◎咳嗽、哮喘、痰多、咽喉肿痛。◎便秘。◎头痛、胸痛、眩晕、下肢痿痹、癫痫。◎癫狂。◎肥胖。

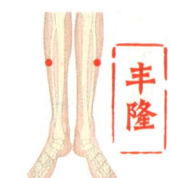

丰隆

简易取穴 在足背与小腿交界处的横纹中央凹陷处，踇长伸肌腱与趾长伸肌腱之间。

功效主治 ◎腹胀、便秘。◎头痛、眩晕。◎关节炎、足踝肿痛。

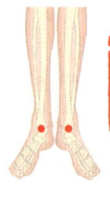

解溪

简易取穴 在足背，踇长伸肌腱与趾长伸肌腱之间，足背动脉搏动处。

功效主治 ◎食欲不振。◎胃痛、腹胀、腹泻。◎坐骨神经痛、脚背肿痛、脚软无力。◎口眼歪斜、面颊肿痛、牙痛。

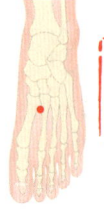

冲阳

简易取穴 在足背，第二、三趾间，趾蹼缘后方赤白肉际处。

功效主治 ◎消化不良、胃肠虚弱、腹痛、腹胀、便秘、痢疾。◎牙痛、咽喉肿痛、口眼歪斜、鼻出血。◎发热。◎足背肿痛。

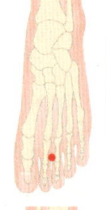

内庭

简易取穴 在足第二趾末节外侧，趾甲角旁0.1寸处。

功效主治 ◎牙痛、扁桃体炎、鼻出血。◎食欲不振、黄疸腹水。◎糖尿病。◎癫狂。◎发热。◎口眼歪斜、面神经麻痹、足背肿痛。

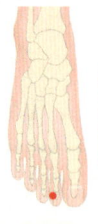

厉兑

第十三节 任脉及所属腧穴定位图谱

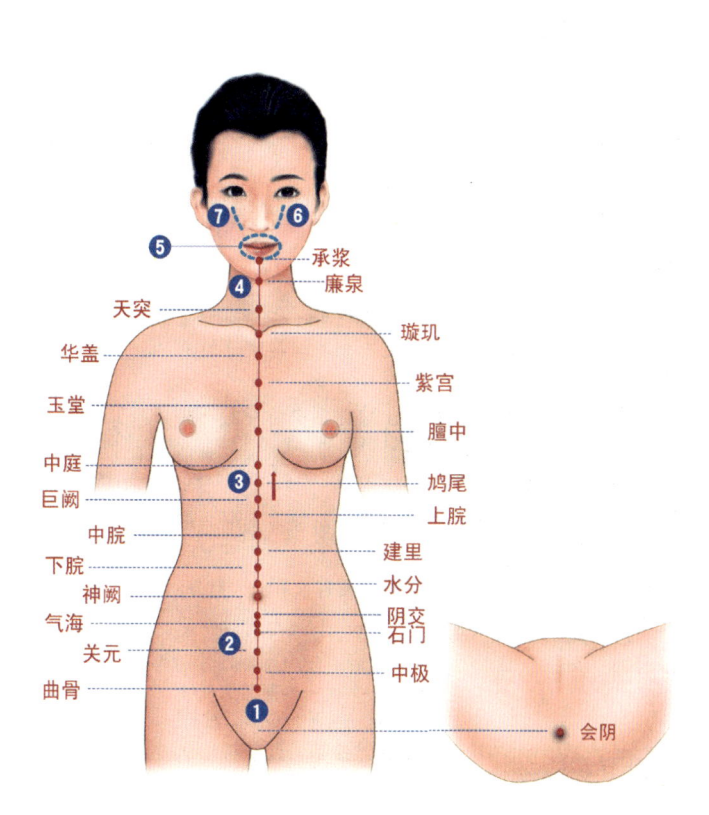

承浆
廉泉
天突
璇玑
华盖
紫宫
玉堂
膻中
中庭
鸠尾
巨阙
上脘
中脘
建里
下脘
水分
神阙
阴交
气海
石门
关元
中极
曲骨
会阴

循行路线

起于小腹内,下出会阴部(见1),向上行于阴毛部(见2),沿着腹内,向上经关元等穴(见3),到咽喉部(见4),再上行环绕口唇(见5),经面部,入目眶下(承泣,属足阳明经,见6、7)。

知识链接

十二经脉人体分布情况

十二经脉		外部	内部
手三阴经	手太阴肺经	上胸外侧(第三侧线上端)→上肢内侧前→大指	属肺,络大肠
	手厥阴心包经	乳旁→上肢内侧中→中指	属心包,络三焦
	手少阴心经	腋下→上肢内侧后→小指	属心系,络小肠
手三阳经	手阳明大肠经	食指→上肢内侧前→肩前→颈→下齿→鼻旁	属大肠,络肺
	手少阳三焦经	无名指→上肢外侧中→肩上→颈→耳后→眉梢	属三焦,络心包
	手太阳小肠经	肩胛→颈→耳前	属小肠,络心
足三阴经	足太阴脾经	胸腹第三侧线→下肢内侧中、前→大趾内	属脾,络胃
	足厥阴肝经	胁部→下肢内侧前、后→大趾外	属肝,络胆
	足少阴肾经	胸腹第一侧线→下肢内侧后→足心→小趾外	属肾,络膀胱
足三阳经	足阳明胃经	目下→面周→颈前→胸腹第二侧线→下肢外侧前→次趾→脚第二趾	属胃,络脾
	足少阳胆经	外眦→头颞→项侧→胁腰部→下肢外侧中→脚第三趾	属胆,络肝
	足太阳膀胱经	内眦→头顶第一侧线→项后→背腰第一、二侧线→下肢外侧后→小趾	属膀胱,络肾

曲骨

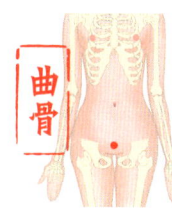

简易取穴 在下腹部，身体前正中线上，耻骨联合上缘的中点处。

功效主治 ◎月经不调、痛经、白带异常、子宫脱垂、子宫内膜炎、睾丸神经痛、遗精、阳痿、疝气。◎排尿困难、遗尿、尿频。◎坐骨神经痛。

中极

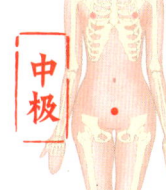

简易取穴 在下腹部，身体前正中线上，脐下4寸处。

功效主治 ◎月经不调、痛经、白带异常、崩漏、子宫脱垂、子宫内膜炎、睾丸神经痛、遗精、阳痿、疝气。◎排尿困难、遗尿、尿频。◎坐骨神经痛。

关元

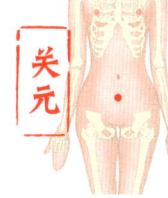

简易取穴 在下腹部，身体前正中线上，脐下3寸处。

功效主治 ◎月经不调、痛经、白带异常、盆腔炎、不孕、阳痿、遗精、疝气。◎肠炎、尿道炎、小儿遗尿。◎眩晕、脑中风、神经衰弱。

气海

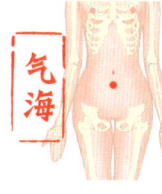

简易取穴 在下腹部，身体前正中线上，脐下1.5寸处。

功效主治 ◎闭经、痛经、崩漏、白带异常、子宫脱垂、阳痿、遗精、疝气。◎腹痛、泄泻、便秘。◎遗尿。◎失眠、神经衰弱。

阴交

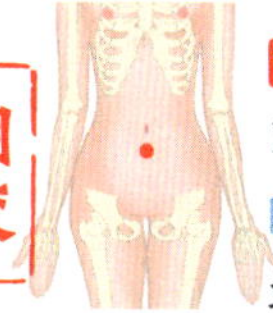

简易取穴 在下腹部，身体前正中线上，脐下1寸处。

功效主治 ◎月经不调、白带异常、子宫内膜炎、睾丸神经痛、疝气。◎肠炎、腹痛。◎水肿。

简易取穴 在腹中部，脐中央处。

功效主治 ◎腹痛、腹泻、脱肛、痢疾。◎水肿。◎产后尿不尽。

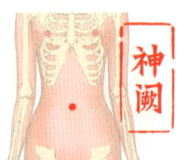

神阙

简易取穴 在上腹部，身体前正中线上，脐上1寸处。

功效主治 ◎胃炎、呕吐。◎腹胀、腹痛、泄泻、肠粘连。◎水肿。◎小便不利。

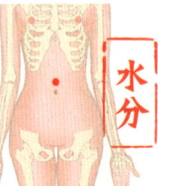

水分

简易取穴 在上腹部，身体前正中线上，脐上4寸处。

功效主治 ◎胃炎、呕吐。◎腹胀、泄泻、黄疸。◎失眠。◎癫痫。◎荨麻疹。

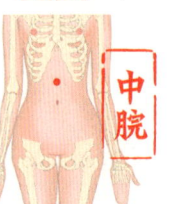

中脘

简易取穴 在上腹部，身体前正中线上，脐上6寸处。

功效主治 ◎胃痛、吞酸、呕吐。◎胸痛、心悸。◎癫痫、躁狂症。

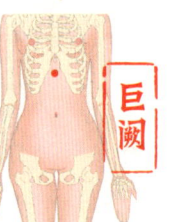

巨阙

简易取穴 在上腹部，身体前正中线上，胸剑结合部下1寸处。

功效主治 ◎心悸、心痛、胸闷、肋间神经痛。◎支气管炎。◎噎膈、呕吐、胃神经痛、胃炎。◎神经衰弱、癫痫、躁狂症。

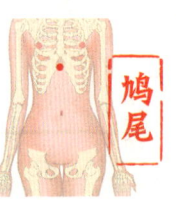

鸠尾

膻中

简易取穴 在胸部，身体前正中线上，与第三肋间相平。

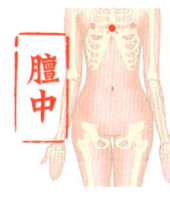

功效主治 ◎胸闷、肋间神经痛、心绞痛、冠心病。◎咳嗽、气短、支气管哮喘、支气管炎。◎呃逆、呕吐。◎乳汁不足、乳腺炎。

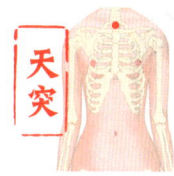

天突

简易取穴 在颈部，人体前正中线上，胸骨上窝中央。

功效主治 ◎咳嗽、哮喘、咽喉肿痛。◎呃逆。◎甲状腺功能亢进。

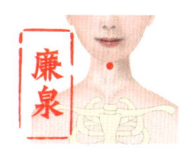

廉泉

简易取穴 在颈部，身体前正中线喉结上方凹陷处。

功效主治 ◎面部肿痛、口舌溃疡、咽喉肿痛、扁桃体炎、支气管炎。◎脑中风口眼歪斜、言语不利、口角流涎。◎糖尿病。

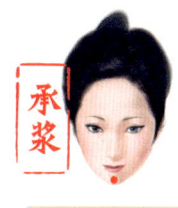

承浆

简易取穴 在颏唇沟正中凹陷处。

功效主治 ◎流涎、口舌生疮、口眼歪斜。◎面部肿痛、牙龈肿痛。◎癫痫。

国医小课堂

互相按摩时的常用姿势

在家庭中两个人可以互相按摩，被按摩者可以选择坐位、跪坐、仰卧、俯卧等姿势，按摩者则可采取方便按摩的姿势。

第十四节 督脉及所属腧穴定位图谱

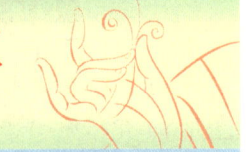

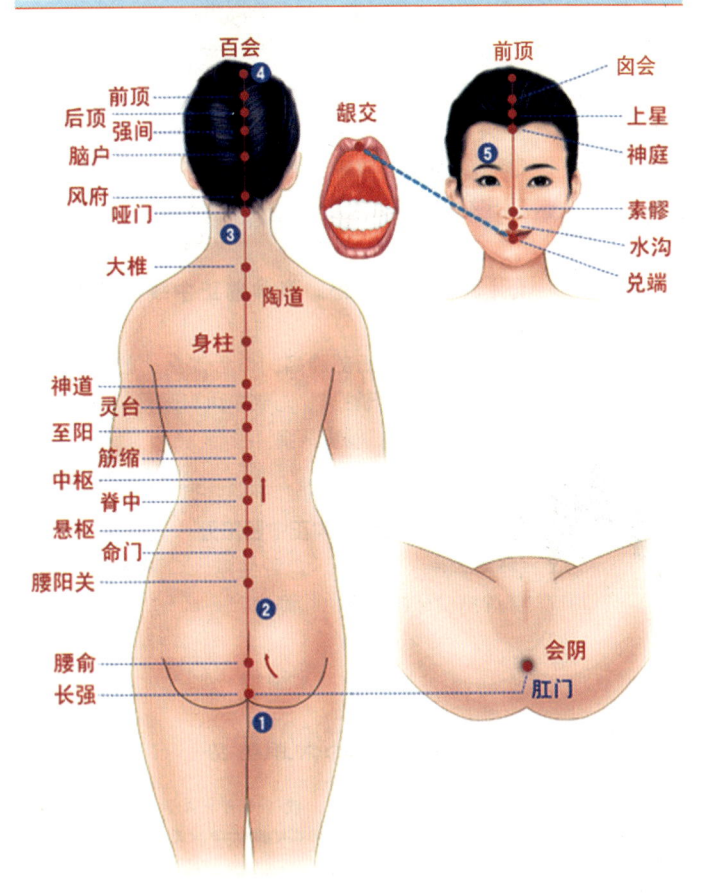

头部穴位： 百会、前顶、后顶、强间、脑户、风府、哑门、囟会、上星、神庭、素髎、水沟、兑端、龈交

背部穴位： 大椎、陶道、身柱、神道、灵台、至阳、筋缩、中枢、脊中、悬枢、命门、腰阳关、腰俞、长强

会阴部： 会阴、肛门

循行路线

起于小腹内,下至会阴部(见1),向上行于脊柱内部(见2),上达项后风府,进入脑内(见3),上行巅顶(见4),沿前额下行鼻柱(见5)。

知识链接

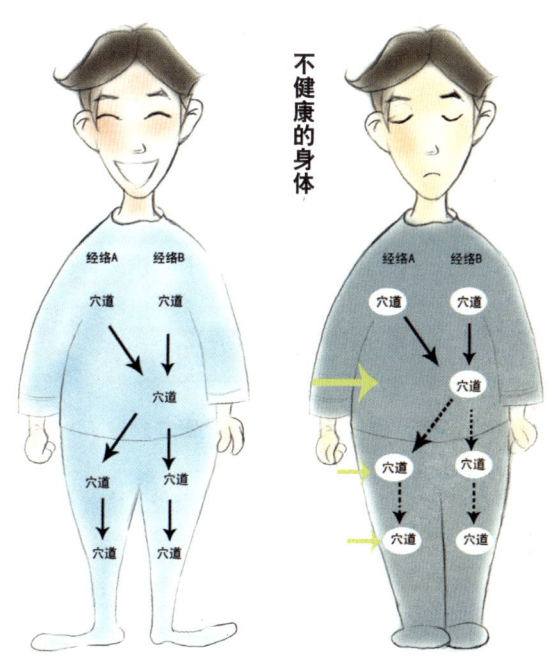

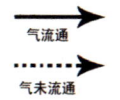

经络与健康的关系

简易取穴 在尾骨端下，尾骨端与肛门连线的中点处。

功效主治 ◎痔疮、脱肛、泄泻、便秘。◎腰神经痛、尾骶骨痛、癔症。◎小儿惊风。

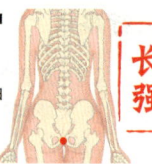

长强

简易取穴 在骶部，身体后正中线上，正对骶管裂孔，或臀沟分开处。

功效主治 ◎腹泻、过敏性结肠炎、便秘、痔疮、便血、脱肛。◎淋浊。◎月经不调。◎癫痫。◎腰骶神经痛、下肢痿痹。

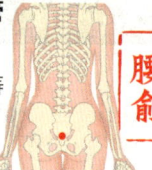

腰俞

简易取穴 在腰部，身体后正中线上，第四腰椎棘突下的凹陷处。

功效主治 ◎腰扭伤、腰骶神经痛、坐骨神经痛、下肢痿痹、类风湿病、小儿麻痹。◎月经不调、白带异常、盆腔炎、遗精、阳痿。◎心肌梗死。

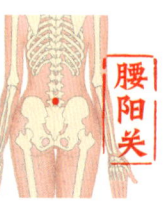

腰阳关

简易取穴 在腰部，身体后正中线上，第二腰椎棘突下的凹陷处。

功效主治 ◎月经不调、白带异常、前列腺炎、精子减少症、遗精、阳痿、早泄。◎腰痛、遗尿、尿频、肾功能衰竭。◎下肢痿痹。◎泄泻。◎胃下垂。

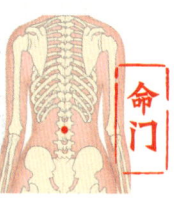

命门

简易取穴 在背部，身体后正中线上，第十一胸椎棘突下的凹陷处。

功效主治 ◎风湿痛、腰腿疼痛、腰脊强痛。◎黄疸、腹泻、痔疮、脱肛。◎癫痫。

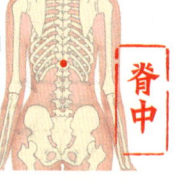

脊中

至阳

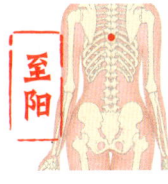

简易取穴 在背部，身体后正中线上，第七胸椎棘突下的凹陷处。

功效主治 ◎发热、咳嗽、气喘。◎胃痛、黄疸、胸胁胀痛、胆囊炎、胆道蛔虫症。◎脊背强痛。

灵台

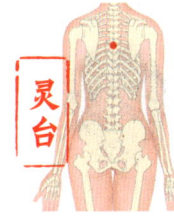

简易取穴 在背部，身体后正中线上，第六胸椎棘突下的凹陷处。

功效主治 ◎咳嗽、气喘、发热。◎胃痛。◎脊背强痛。◎疔疮。

神道

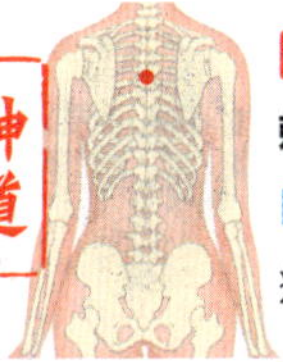

简易取穴 在背部，身体后正中线上，第五胸椎棘突下的凹陷处。

功效主治 ◎健忘、神经衰弱。◎咳嗽。◎疟疾。◎脊背强痛。◎惊悸、癫痫、肋间神经痛。

身柱

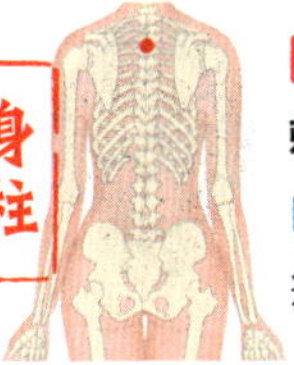

简易取穴 在背部，身体后正中线上，第三胸椎棘突下的凹陷处。

功效主治 ◎咳嗽、支气管哮喘、发热。◎脊背强痛。◎癫痫、抽筋。◎神经衰弱。◎疟疾。◎疔疮。

陶道

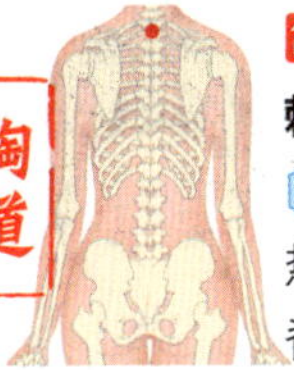

简易取穴 在背部，身体后正中线上，第一胸椎棘突下的凹陷处。

功效主治 ◎发热、恶寒、咳嗽、气喘、骨蒸潮热。◎疟疾。◎癫狂。◎头痛、颈项强痛、胸痛、脊背酸痛、角弓反张。

简易取穴 第七颈椎棘突下凹陷中，或低头后项高骨下的凹陷处。

功效主治 ◎感冒、发热、咳嗽、气喘。◎头项颈痛、颈椎病、落枕。◎小儿惊风、小儿麻痹后遗症、癫痫。◎湿疹、青春痘、风疹、荨麻疹、疟疾。◎呕吐。

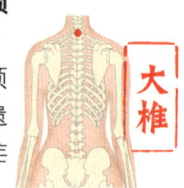

大椎

简易取穴 在颈部，后发际直上1寸，枕外隆凸直下方，两侧斜方肌之间凹陷中。

功效主治 ◎头痛、头晕、脑中风、脑震荡后遗症、颈部肌肉疼痛、痉挛。◎鼻出血、咽喉肿痛、眼病。◎感冒。

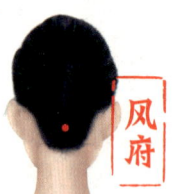

风府

简易取穴 在头部，后发际正中向上4寸。

功效主治 ◎神经性头痛、眩晕、癫痫、脑膜炎。◎癫狂。◎颈部肌肉痉挛。

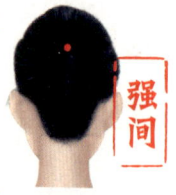

强间

简易取穴 在头部，后发际正中向上5.5寸，或百会穴后方1.5寸。

功效主治 ◎头痛、眩晕等头部疾病。◎颈部肌肉痉挛。

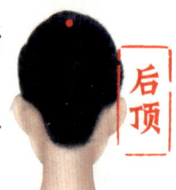

后顶

简易取穴 在头顶部，前发际正中向上5寸，或两耳连线的中点。

功效主治 ◎头痛、眩晕、健忘、脑中风、失语、癫痫。◎癫狂、失眠。◎子宫脱垂。◎痔疮、脱肛、痢疾。◎高血压、低血压。◎宿醉。

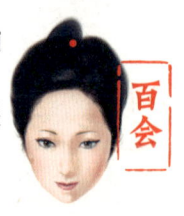

百会